P. A. **Straubinger** Margit **Fensl** Nathalie **Karré**

Der **Jungbrunnen**-Effekt

Mein **Praxisbuch**

Neue Strategien
Wie **16-Stunden-Intervallfasten**
mit Leichtigkeit gelingt

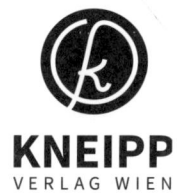

KNEIPP
VERLAG WIEN

Inhaltsverzeichnis

Vorwort

Liebe LeserInnen,

zuerst möchten wir uns bei allen bedanken, die den Erfahrungen und Empfehlungen des ersten Bandes von „Der Jungbrunnen-Effekt" so zahlreich vertraut haben und die Jungbrunnen-Strategien mit großem Erfolg umgesetzt haben. Die Resonanz und die vielen positiven Ergebnisse haben unsere Erwartungen weit übertroffen. „Der Jungbrunnen-Effekt" hat sich sofort nach der Veröffentlichung monatelang auf Platz eins der Bestsellerlisten gehalten und wurde mit dem Gesund&Fit-Award in der Kategorie „Healthy Lifestyle", dem Goldenen und dem Platin-Buch ausgezeichnet.

Dies hat uns gezeigt, dass wir mit dem ganzheitlichen „Jungbrunnen-Effekt"-Konzept genau richtig liegen: Wir inspirieren zu einem Lebensstil, der nicht nur gesund ist, sondern auch Freude und Genuss bereitet und sich mit Leichtigkeit in den Alltag integrieren lässt. Das ist nach unserer Erfahrung der einzige Weg, um eine dauerhafte Veränderung zu erreichen. Wir nennen es den „Jungbrunnen-Lebensstil".

Was erwartet Sie nun im zweiten Buch, das Sie beim Umsetzen Ihres persönlichen Jungbrunnen-Effekts noch weiter unterstützen kann?

Neben den bewährten Jungbrunnen-Säulen Intervallfasten, typgerechte Ernährung, Achtsamkeit und gesunde Routinen tragen nun drei weitere Säulen die Struktur dieses Buches und Ihren nachhaltigen Erfolg.

Die erste davon sind die Erfahrungen der Jungbrunnen-Community, die wir im Jänner 2019 zur Unterstützung unserer LeserInnen gegründet haben. Dank dieser Community können wir auf viele LeserInnen-Erfahrungen und -Fragen zurückgreifen: „Ich habe trotz 16/8 noch immer kaum Gewicht verloren. Was mache ich falsch?", „Mehr als 14 Stunden Nahrungskarenz schaffe ich nicht.", „Habt Ihr Tipps, wie ich im Urlaub mit Familie 16/8 umsetzen soll?", sind einige dieser Fragen, die hier vertiefend behandelt werden.

Die zweite Säule dieses Buchs sind die Erkenntnisse aus der Zirkadianforschung, die sich der immensen Bedeutung unserer inneren Uhr widmen und 2017 mit dem Medizinnobelpreis ausgezeichnet wurden. Die wichtigsten Aspekte dieser Forschungsergebnisse haben wir für Sie aufbereitet, um zu zeigen, wie Sie die positiven Effekte des 16-Stunden-Fastens verstärken und noch mehr Vitalität und Lebenszufriedenheit schaffen können.

Die dritte Säule des Buches beschäftigt sich mit Bewegung und Sport und wie Sie durch mehr körperliche Aktivität die Effekte des Intervallfastens verstärken und lenken können. Im Einklang mit Ihrer inneren Uhr und den Jungbrunnen-Prinzipien gelingt es spielerisch leicht, sie in Ihr Leben zu integrieren.

Vertiefendes Wissen und viele neue Praxistipps erhalten Sie auch zur stoffwechseltypgerechten Ernährung und den Achtsamkeits- und Mentaltechniken – wesentliche Elemente des Jungbrunnen-Lebensstils.

Das Praxisbuch geht noch mehr als sein Vorgänger auf Ihre individuellen Wünsche und Bedürfnisse ein und zeigt, wie Sie diese erfolgreich und leicht umsetzen. Als Praxisbuch lässt es auch Raum, um Ihre eigenen Erfahrungen einzubringen, damit Sie daraus Ihre persönlichen Erfolgsstrategien entwickeln können. Diesem personalisierten Anspruch werden auch die Online-Buchboni gerecht, die neben weiterführenden Übungsanleitungen auch viele vertiefende Informationen und Downloads bieten, die Sie ganz nach Ihren Bedürfnissen abrufen können. **Besuchen Sie dazu unsere Website www.jungbrunneneffekt.com und verwenden Sie das Passwort jungbrunnen2 zum Freischalten Ihres Online-Buchbonus.**

Danke, dass Sie weiter mit uns auf die Jungbrunnen-Reise gehen. Wir wünschen Ihnen viele gute Ergebnisse, Kraft und Lebensfreude bei der Umsetzung!

Ihr Jungbrunnen-Team

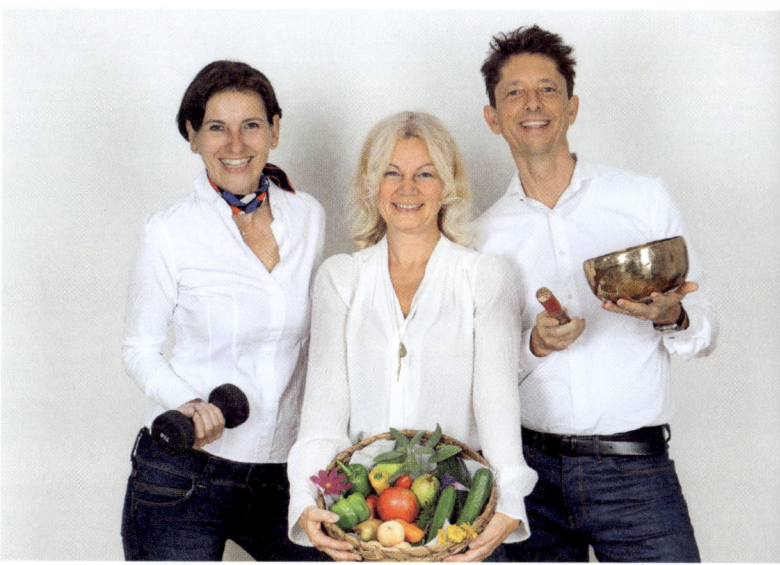

Nathalie Karré, Margit Fensl, P. A. Straubinger

Der Jungbrunnen-Effekt in der Praxis

Seit Erscheinen von „Der Jungbrunnen-Effekt", Band 1 im Januar 2019 haben sich viele Menschen auf die Reise gemacht und den Jungbrunnen-Lebensstil in ihren Alltag integriert. Viele konnten das Intervallfasten sehr erfolgreich umsetzen, andere hatten Startschwierigkeiten.

Über die unterschiedlichsten Kanäle – E-Mails, Vorträge, Workshops, Beratungsgespräche und Online-Anfragen – erhalten wir täglich Feedback von Menschen, die dank des Jungbrunnen-Lebensstils eine Verbesserung ihrer Lebensqualität erfahren. Eine weitere Plattform, in der sowohl Erfolge als auch Herausforderungen diskutiert werden, ist die sehr aktive Jungbrunnen-Effekt-Online-Community. Hier unterstützen und motivieren aktive Jungbrunnen-Fans einander und diskutieren offene Fragen und Problemstellungen.

Wir sind uns bewusst, dass Intervallfasten manchmal Herausforderungen mit sich bringt und nicht immer auf Anhieb die gewünschten Ergebnisse zeigt. Gleichzeitig sind auch wir immer wieder überrascht und erfreut, welche unglaublichen Erfolgsgeschichten der Jungbrunnen-Lebensstil bewirkt. Wir freuen uns, wenn die folgenden Beispiele auch Sie motivieren, Erfolge zu erzielen, die Sie sich jetzt noch gar nicht vorstellen können.

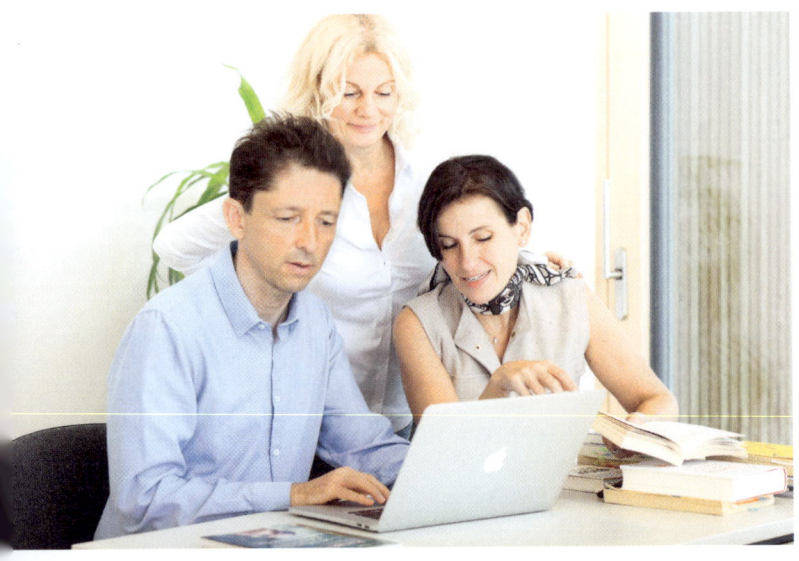

Das Jungbrunnen-Team bei der täglichen Beantwortung der Jungbrunnen-Community-Fragen.

Inspirierende Erfolgsgeschichten

Bitte bleibt dran – der Lohn ist unvorstellbar – und die Freude riesengroß, wenn man am eigenen Körper sieht und in jeder Zelle fühlt, wie der Jungbrunnen-Effekt wirkt. Nie hätte ich mir das vorstellen können! Seit Jänner jungbrünnle ich konsequent – mit London-Reise, Familienfesten usw. – alles geht sehr leicht, wenn man sich sagt: „Ich mache das jetzt!" Seither ist vieles anders: Blutbild und Blutdruck sind OPTIMAL – alle Werte, die zuvor kritisch waren, sind jetzt im grünen Bereich. Ich habe die Ernährung komplett umgestellt, Meditation und Bewegung in den Alltag integriert – mein neues, leichtes Leben. Seit ich mich typgerecht ernähre, fühle ich mich unvergleichlich wohler, habe nie Hunger und 15 kg abgenommen und insgesamt minus 50 cm Körperumfang. Es ist ein wunderbarer Weg, der uns allen hier gezeigt wird, wir müssen ihn nur gehen!

Gabriele D.

Ich habe das Buch jetzt schon zum zweiten Mal gelesen. Mein Lebensgefühl ist unbeschreiblich schön und mein Bewegungs-drang wird immer größer. Ich laufe und wandere und bin 165 km am Jakobsweg gegangen – es war einfach super! Möchte dieses Lebensgefühl nicht mehr missen.

Eveline K.

Ich habe Ende April mit dem Intervallfasten begonnen, jetzt habe ich 14 kg abgenommen, ohne mich gröber anzustrengen. Ich habe im Februar viel Kleidung aussortiert, weil ich mir dachte: Das wird ohnedies nie mehr passen. Die Kisten standen noch herum, jetzt passt wieder alles! Ich habe nun jede Menge Vintage-Kleidung, die besser sitzt als vor 15 Jahren. Juhuu! Ich fühle mich rundum pudelwohl – merci!

Sabine J.

Unglaublich – ich habe mit 16:8-Fasten 33 kg in sechs Monaten verloren! Das hätte ich mir nie vorstellen können.

Hans N.

Kurzer Bericht nach vier Monaten: Bei meinem Mann sind zehn Kilogramm weg und er hat eindeutig mehr Muskeln. Ich habe viel Umfang an Oberschenkeln, Oberarmen und Hüfte verloren. Haare und Fingernägel sind bei mir kräftiger geworden und wachsen besser. Auch die Haut profitiert sichtlich vom Jungbrunnen-Effekt und wir schlafen beide viel besser. Wir schränken uns in der Essenszeit nicht ein, ich achte aber schon auf den Stoffwechseltyp. Da wir beide vegan leben, hatte ich anfangs Sorge, dass es sich nicht gut umsetzen lässt. Die Sorge war völlig unbegründet.

Karin F.

Mache es zwar erst seit vier Wochen, aber es ist genial! Man spürt richtig die Reinigung im Körper. Ich habe mehr Energie und kann trotz Hitze besser schlafen.

Angela D.

Ich bin nun seit drei Monaten am Jungbrunnen-Weg und fühle mich rundum wohl. Danke für die vielen Inspirationen! Gewichtsmäßig hat sich wenig getan, aber ich habe fast überall zwei bis drei Zentimeter Körperumfang verloren: Hüfte, Arme, Bauch, Oberschenkel. Und am tollsten finde ich, dass ich zwei Zentimeter mehr Oberweite habe – keine Ahnung, ob das mit eurer Methode zu tun hat, aber ich freu mich riesig über diese Umverteilung!

Karin K.

Ich freue mich so, dass ich dank Intervallfasten das Thema Diät in meinem Leben endlich abhaken kann. Ich fühle mich so glücklich, ausgeglichen und voller Energie wie schon lange nicht mehr und kann endlich bewusst genießen und mich in meinem Körper wohlfühlen.

Katharina W.

Sechs Wochen lang 16/8, manchmal auch 21/3, zusätzlich kaum Zucker und kein Alkohol. Die ersten vier bis fünf Tage waren schwierig. Aber dann ... Hier meine positiven Ergebnisse: Eine Haut wie ein Babypopo, Tränensäcke verschwunden, minus acht Kilogramm Körpergewicht, viel Energie und eine Klarheit, wie ich sie lange nicht mehr kannte. Und wir hatten sehr viel und wilden Sex!, das bitte aber, wenn ihr es verwenden wollt, ohne Namensnennung zu veröffentlichen. Der beste Effekt war eine unglaubliche körperliche und geistige Leistungsfähigkeit, das Gehirn rennt wie mit einem Turbo.

Auf Wunsch anonym

Seit meiner Jugend leide ich unter emotionalem Essen. Der Druck, immer wieder essen zu müssen, hat sich mit 16/8 spürbar gemildert, was mich sehr glücklich macht. Es ist befreiend für mich, diesen Weg zu gehen.

Dani I.

Am auffälligsten war der rasche Gewichtsverlust. Ich habe in fünf Monaten von 87 kg auf 76 kg abgenommen. Ich machte mir Sorgen, dass ich zu viel Muskelmasse verliere. Eine Körperimpedanzmessung und Blutwerteuntersuchung zeigte allerdings beste Werte. Der Gewichtsverlust hat sich eingependelt und mein Gewicht ist nun stabil. Beim Sport fällt mir vieles leichter, da ich nun zehn Kilogramm weniger habe. Mit dem Fasten habe ich auch meine Sporteinheiten erhöht. Intervallfasten ist für mich Teil meines Lebens geworden – ich fühle mich stärker, gesünder, fitter, ausdauernder und ausgeglichener.

Bernhard L.

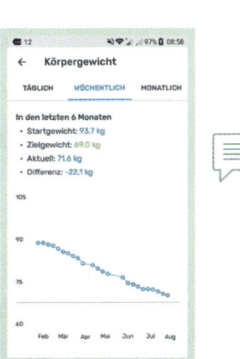

Ich mache seit Ende Februar 16:8 und bin ein Eiweißtyp. Mir geht es bestens, ich bin viel aktiver, gehe mittlerweile sogar joggen (konnte ich mir früher nicht vorstellen).

Andrea B.

Zusammenfassend wurden uns folgende Auswirkungen berichtet:

Körper und Gesundheit

- Energiegeladener und kraftvoller von Anfang an
- Gewichtsabnahme bis zu 33 kg in sechs Monaten
- Nächtliches Schwitzen verschwindet
- Verbesserte Libido
- Gesteigerte Schlafqualität
- Einfache und zusätzliche Gewichtsabnahme nach der Stoffwechseltypbestimmung
- Geformterer Körper – die Maße von Taille, Hüfte & Co verändern sich
- Mehrere Kleidergrößen weniger
- Verbessertes Blutbild
- Besseres Verhältnis Körperfett zu Muskelmasse
- Haare wachsen dichter und länger
- Sport lässt sich leicht in den Alltag integrieren
- Weniger Erkältungen

Persönliches Wohlbefinden, Konsequenz und Motivation

- Mehr Energie und Lebensfreude durch tägliche Bewegung
- Energiegeladen wie seit Jahren nicht mehr
- Freude, sich mit Gesundheit und dem eigenen Körper und Geist zu beschäftigen
- Mehr Dynamik, Initiative und Lust auf Neues
- Mehr innere Ruhe und zusätzliche gute Routinen durch regelmäßiges Meditieren
- Mehr Motivation und bessere Fastenergebnisse durch häufigeren Sport
- Antrieb und Selbstbewusstsein durch regelmäßige Zeit in freier Natur

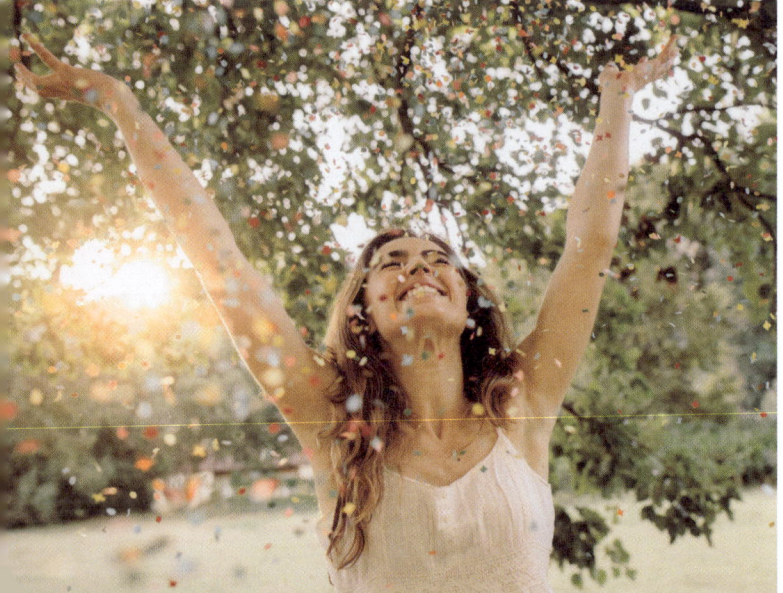

Mehr Lebensfreude, Gesundheit und Vitalität mit dem Jungbrunnen-Effekt

Fragen aus der Praxis

Neben vielen Erfolgsgeschichten gibt es auch Herausforderungen und ganz konkrete Fragen zum Intervallfasten, denen wir uns in diesem Buch widmen:

Mein primäres Ziel war, abzunehmen. Prinzipiell ist mir das 16:8-Fasten nicht so schwer gefallen, doch leider hat sich auf der Waage nichts getan, außer ein halbes Kilo weniger in zwei Monaten. Das war frustrierend, da ich in der Essenszeit auch nicht übertrieben hatte – also habe ich allgemein weniger gegessen, aber gebracht hatte es nichts. Was kann ich tun?

Sonja P.

Bitte um Unterstützung: Ich mache nun schon den dritten Anlauf. Die ersten Tage halte ich 14 Stunden gut durch, aber dann wird es immer schlimmer und ich komme einfach nicht auf die 16 Stunden. Irgendwann verlässt mich die Disziplin und ich gebe auf.

Elfriede O.

Ich habe sieben Wochen lang 16:8 betrieben und war sehr zufrieden. Vor zehn Tagen hat unser Urlaub begonnen und ich wollte mir das Frühstück und das gemeinsame Abendessen nicht entgehen lassen. Jetzt habe ich einige der verlorenen Kilos wieder retour. Könnt ihr mir einen Tipp für den nächsten Urlaub geben?

Christoph H.

Diese Fragen wurden am häufigsten gestellt:
- Ich halte mich seit Wochen an 16:8 und nehme nicht ab. Woran liegt das?
- Trotz Ernährungsprotokoll bin ich unsicher, welcher Stoffwechseltyp ich bin. Was kann ich noch tun, um das herauszufinden?
- Alte Gewohnheiten bringen mich immer wieder vom Jungbrunnen-Weg ab. Wie kann ich konsequenter werden?
- Wie gehe ich mit Müdigkeit nach dem Essen um?
- In den letzten Wochen stelle ich an mir Mundgeruch fest. Kommt das vom Fasten?
- Wie kann ich verordnete Medikamente mit dem Fastenfenster kombinieren?

Für all diese Fragen liefern wir Ihnen hilfreiche Antworten, maßgeschneiderte Lösungen und leicht umsetzbare Strategien für Ihren Jungbrunnen-Weg (siehe auch „Die meistgestellten LeserInnen-Fragen", Seite 117).

Intervallfasten und Autophagie

Supermedizin und Jungbrunnen

$\longrightarrow$ „Wir haben in den letzten zehn Jahren gelernt, dass Fasten nicht, so wie früher angenommen, etwas Schlechtes für den Stoffwechsel und den Organismus ist, sondern etwas extrem Gesundes. Das ist ein Paradigmenwechsel."

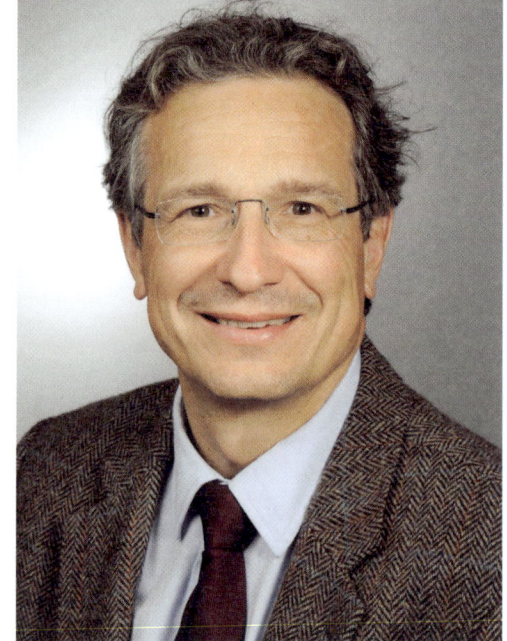

$\longrightarrow$ **Prof. Dr. Thomas Pieber, Intervallfastenforscher und Vorstand der Uniklinik für Innere Medizin in Graz**

Was bisher geschah

V or allem der Medizinnobelpreis 2016 für die Erforschung der Autophagie hat dem Fasten, insbesondere dem Intervallfasten, den Ruf als Supermedizin und Jungbrunnen eingebracht. Wie in „Der Jungbrunnen-Effekt", Band 1, bereits ausführlich beschrieben: Der Zellreinigungsmechanismus der Autophagie wird nach zehn bis zwölf Stunden ohne Nahrungszufuhr massiv hochgefahren, kann uns so vor zahlreichen Krankheiten wie Alzheimer oder Krebs schützen und verlangsamt die Zellalterung. 16 Stunden tägliches Fasten gelten als sinnvoller unterer Richtwert, um von der Autophagie wirklich zu profitieren. So wurde das System 16:8 geboren, demzufolge Sie acht Stunden essen und 16 Stunden fasten. Sie können die Fastenphasen verlängern, um die Effekte der Autophagie zu verstärken und damit auf 18:6 oder 20:4 erweitern.

Großer Beliebtheit erfreut sich bei vielen Intervallfastenden auch die „Eat-Stop-Eat"-Methode, bei der Sie einen Tag fasten und einen Tag essen und so auf Fastenphasen von rund 36 Stunden kommen. Darüber hinaus gibt es auch die Methoden 6:1 und 5:2, in denen Sie einen bzw. zwei Fastentage pro Woche einbauen. Wir empfehlen die Methode 16:8 (bzw. 18:6 oder 20:4 für Fortgeschrittene). Der erste Grund für diese Empfehlung beruht darauf, dass sich 16:8 sehr leicht – auch in einen stressigen Alltag – einbauen lässt. Sie befreien sich von einer Tages-Randmahlzeit (je nach Typus Frühstück oder Abendessen) und kommen mit den Schlafstunden sehr schnell auf 16 Stunden. Wenn Sie diesen Rhythmus beibehalten, wird sich Ihr Körper daran gewöhnen und in der jeweiligen Fastenphase keine Hungersignale mehr senden. Und es gibt einen zweiten wichtigen Grund, warum wir ein Intervallfastensystem im 24-Stunden-Rhythmus empfehlen. Der Mensch ist ein zirkadianes Wesen, dessen Zellen einem inneren Rhythmus von circa 24 Stunden folgen. Die Erforschung dieses zirkadianen Rhythmus, unserer inneren Uhr, wurde 2017 mit dem Nobelpreis für Medizin ausgezeichnet. Durch das Intervallfasten können wir die gesundheitsförderlichen Dynamiken unserer inneren Uhr verstärken und eine Synergie nutzen, die aus wissenschaftlicher Sicht die Brücke zwischen den Medizin-Nobelpreisen 2016 (Autophagie) und 2017 (Zirkadianer Rhythmus) bildet. Dieses Wissen hilft Ihnen, die Effekte des Intervallfastens noch besser zu nutzen und zu steuern.

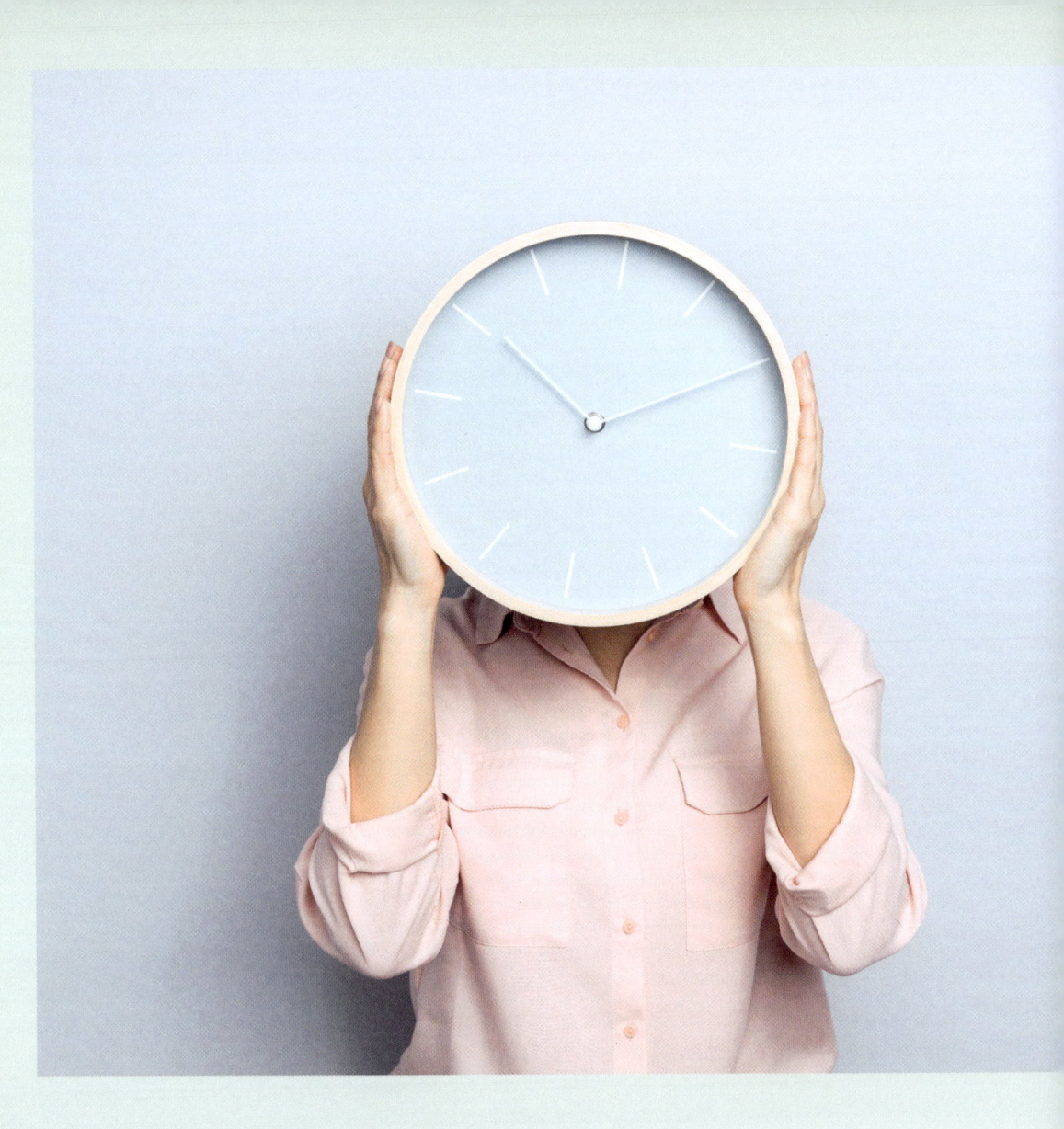

1.

Zirkadiane Rhythmen – Timing ist alles

Die Macht der inneren Uhr

Die Bedeutung der inneren Zelluhr und ihre Synchronisierung mit der Außenwelt ist essenziell für die gesunde Psyche und einen vitalen, schlanken Körper. Richtig getimtes Intervallfasten kann dabei als Schlüsselelement fungieren. 2017 wurde das Verständnis dieser Zusammenhänge mit dem Nobelpreis für Medizin ausgezeichnet.

Den 24-Stunden-Rhythmus des Lebens nutzen

Die Genetiker und Chronobiologen Jeffrey C. Hall, Michael Rosbash und Michael W. Young gewannen 2017 den Medizin-Nobelpreis für die Erforschung des zirkadianen Rhythmus.

Nicht nur 2016, sondern auch im Jahr darauf zeichnete das Nobelpreiskomitee ein Forschungsgebiet aus, das — zumindest indirekt — noch weitere Belege für die immense Bedeutung des Intervallfastens zum Wohle unserer Gesundheit liefert. Die amerikanischen Chronobiologen und Genetiker Jeffrey C. Hall, Michael Rosbash und Michael W. Young erhielten 2017 den Medizin-Nobelpreis für die Erforschung der zirkadianen (circadianen) Rhythmik, also der zelleigenen Rhythmen, die einer Periodenlänge von ungefähr 24 Stunden folgen. Das Wort leitet sich ab vom Lateinischen circa — „ungefähr" und dies — „Tag" und bedeutet also „ungefähr einen Tag lang". Praktisch alle lebenden Zellen auf der Erde, egal ob menschlicher, tierischer oder pflanzlicher Natur, folgen einem Biorhythmus, der sich auf Zellebene nachweisen lässt. Die innere Uhr der Zelle wird zwar durch äußere Taktgeber (Licht/Dunkelheit, Wachen/Schlafen, Essen/Fasten) vor- und zurückgestellt, sie arbeitet jedoch selbstständig und tickt bei einer Zeitumstellung (oder nach einem Überseeflug) zunächst unverändert weiter. Die korrekte Taktung von innerer und äußerer Uhr ist essenziell für die Gesundheit und Leistungsfähigkeit des Körpers. Jede Zelle, jedes Organ verfügt über eine eigene Zelluhr. Dieser Taktgeber

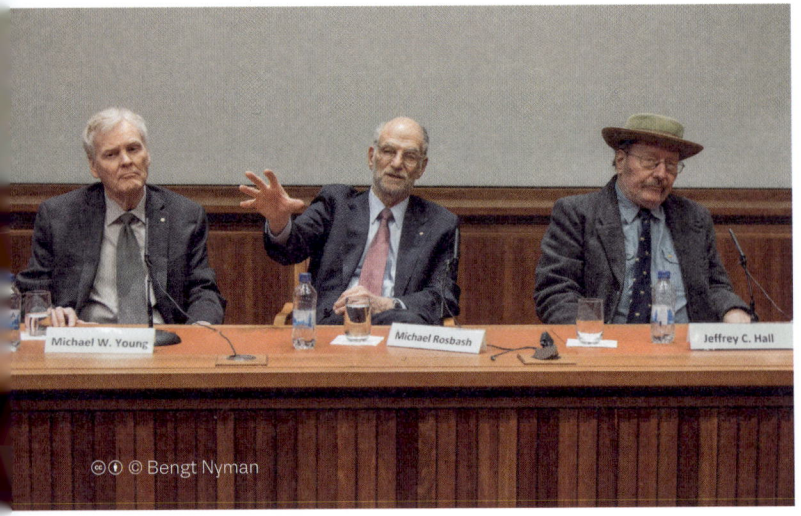

Michael W. Young   Michael Rosbash   Jeffrey C. Hall

© Bengt Nyman

regelt die zeitliche Abfolge der Zellfunktionen — manche Abläufe werden zu bestimmten Zeiten gut und zu anderen schlechter oder gar nicht erfüllt. Fast alle Prozesse im Körper folgen dieser zirkadianen Rhythmik. Unsere Körpertemperatur schwankt im Tagesverlauf, die Hormonspiegel ändern sich und sogar das Immunsystem reagiert nicht zu jeder Zeit gleich. Wenn Spitzensportler mehrere Zeitzonen überqueren, gilt es, die innere Uhr möglichst schnell der äußeren Uhr anzugleichen, da Spitzenleistungen sonst nicht möglich sind. Wird die zirkadiane Rhythmik durch äußere Zeitgeber zu oft und zu sehr irritiert, sind Krankheiten die Folge. Zahlreiche wissenschaftliche Studien haben gezeigt, dass Schichtarbeit zu Schlafstörungen, Übergewicht und langfristig zu schweren gesundheitlichen Schäden führen kann. 2007 hat das Krebsforschungszentrum der Weltgesundheitsorganisation (WHO) die nächtliche Schichtarbeit als „wahrscheinlich krebserregend" eingestuft. Während Menschen mit sehr unregelmäßigen Arbeitszeiten zur Störung ihrer zirkadianen Rhythmen gleichsam gezwungen werden, machen es die meisten Bewohner der zivilisierten Welt aus Unwissenheit freiwillig. Aus diesem Grund wollen wir uns die wichtigsten äußeren Zeitgeber und Rhythmen genauer anschauen und wie wir sie am besten mit unserer inneren Uhr in Einklang bringen können. Jedes Organ hat seine eigene innere Uhr. Fein aufeinander abgestimmt und getaktet, arbeiten die Organe und Körperzellen wie ein Orchester zusammen, um die drei wesentlichen Rhythmen des Lebens zu erzeugen – Wachen/Schlafen, Essen/Verdauen und Bewegen/Regenerieren. Nicht alle Körperfunktionen können gleichzeitig stattfinden. Deshalb braucht es, wie bei den Verkehrsbewegungen einer großen Stadt an Ampelkreuzungen, Taktgeber, die den Verkehrsfluss steuern. Wenn der Rhythmus an einer Kreuzung gestört ist, sind die anderen Kreuzungen über kurz oder lang auch betroffen.

Der Schlafrhythmus – Wie das Licht unsere innere Uhr taktet

Helligkeit und Dunkelheit sind seit Urzeiten die wichtigsten Taktgeber für unseren Körper und entscheidend für unseren Schlaf- und Wachrhythmus. Über die Augen werden die Informationen über Quantität und Qualität des vorhandenen Lichts ins Gehirn zum sogenannten suprachiasmatischen Nucleus, kurz SCN, geliefert. Er könnte auch als Dirigent im Orchester der inneren Uhren bezeichnet werden. Er sitzt am Hypothalamus, der zusammen mit der Hirnanhangdrüse ganz wesentlich die vegetativen Funktionen des Körpers steuert. Die rund 20.000 „Uhrenzellen" des SCN liefern dem Hypothalamus und der Hirnanhangdrüse Informationen, um Hunger, Sättigung, Müdigkeit, Wachheit, Stress, Entspannung sowie den Flüssigkeitshaushalt etc. zu regulieren. Indirekt liefert der SCN so auch Informationen an die Zirbeldrüse, die die Hormone Serotonin und Melatonin herstellt.

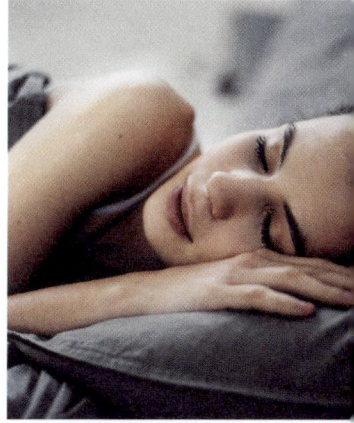

Entscheidend für unsere Gesundheit: ein ausgeglichener Wach-Schlaf-Rhythmus.

Ein Mangel an Serotonin führt etwa zu Niedergeschlagenheit, ein Mangel an Melatonin zu Schlafstörungen und fehlender Regeneration des Körpers. Bekommen wir also zu viel oder zu wenig Licht zu den natürlichen Tag- und Nachtzeiten, führt das auf Dauer zu schlechtem Schlaf, Übergewicht, Depressionen und anderen Erkrankungen (siehe Infobox „Gesund und glücklich im Wechsel von Licht und Dunkelheit", Seite 20).

Der Nahrungsaufnahme-Rhythmus – Wie die Essenszeiten unsere innere Uhr steuern

Durch die Lichtreize der Außenwelt entwickelt der SCN-Taktgeber im Gehirn so etwas wie einen Vorhersagemechanismus für Nahrung. Während er in der Nacht alle Organe auf Regeneration und Reinigung taktet, bereitet er den Körper vor der zu erwartenden ersten Mahlzeit auf Nahrungsaufnahme und Verdauung vor.

Was aber passiert, wenn zu einem unerwarteten Zeitpunkt Essen aufgenommen wird? Der Körper startet dann quasi ein Notprogramm, um die angelieferte Nahrung zu verarbeiten und muss dafür alle anderen Prozesse, die der Regeneration und Reinigung dienen, sofort beenden. Die Bauchspeicheldrüse kann z. B. nicht gleichzeitig Insulin und das „Fettabbauhormon" Glucagon produzieren. Ein hoher Insulinspiegel reduziert darüber hinaus die Ausschüttung des Heilungs- und Wachstumshormons HGH (Human Growth Hormon). Insulin wird für die Zuckerverarbeitung gebraucht, während HGH und Glucagon nur ausgeschüttet werden, wenn der Blutzuckerspiegel und der Insulinspiegel niedrig sind. Kurzum: Diese Prozesse stehen einander im Weg. Im Zweifelsfall entscheidet sich der Körper vorrangig für die Nahrungsverarbeitung – Heilung und Regeneration müssen warten.

Wissenschaftler am renommierten Salk Institute in Kalifornien konnten in einem Versuch an Labormäusen nachweisen, dass sich die inneren Uhren der Organe vor allem an der Nahrungsaufnahme orientieren. Wurde den nachtaktiven Mäusen das Futter nur untertags

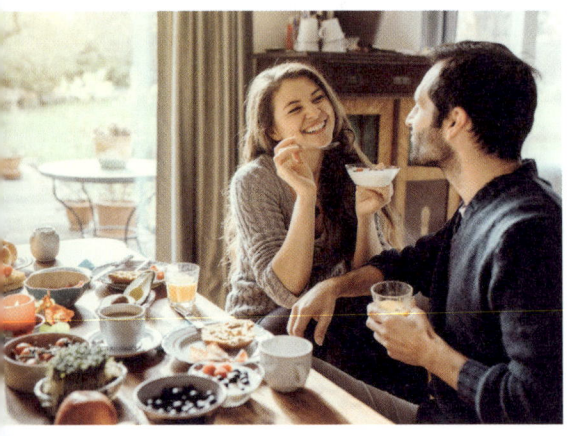

Gutes Timing ist wichtig: Der erste und der letzte Bissen des Tages stellen unsere Organuhr.

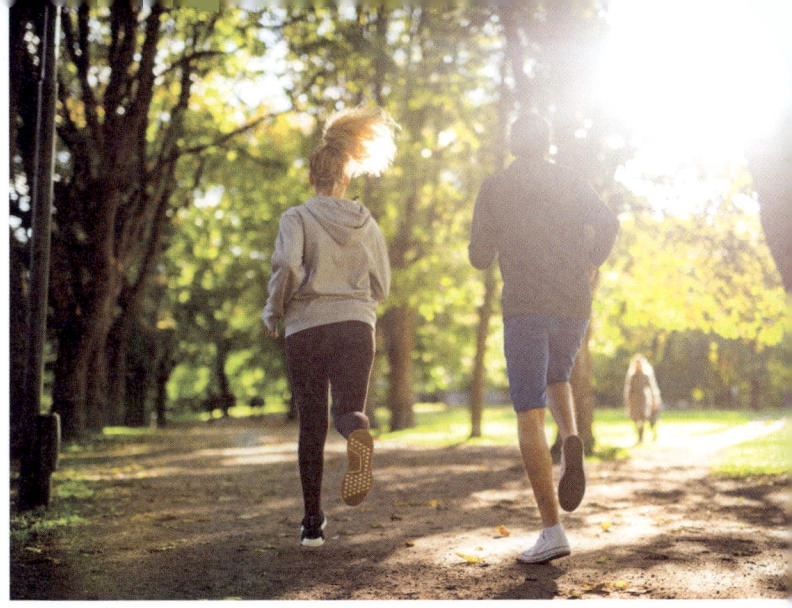

Der beste Start in den Tag: Morgendliche Betätigung im Freien setzt unseren Bewegungsrhythmus in Gang.

angeboten, orientierten sich die Verdauungsorgane in der Folge an der Nahrungsaufnahme und überschrieben quasi die Informationen des SCN. Während die „Gehirnuhr" durch das erste Morgenlicht gestellt wird, ist es bei den „Organuhren" der erste Bissen des Tages. Laufen Gehirn- und Organuhren auf Dauer nicht im gleichen Takt und wird das Notprogramm zur Regel, wie es in der zivilisierten Welt oft der Fall ist, sind Krankheiten und Übergewicht die Folge (siehe „Intervallfasten im zirkadianen Rhythmus - Wie Sie Ihre innere Uhr auf Abnehm-Modus stellen" Seite 22).

Der Bewegungsrhythmus – Auch körperliche Betätigung unterliegt einer zirkadianen Rhythmik

Wie alle Zellen folgen auch die Muskelzellen einer zirkadianen Rhythmik. Vom Herz angefangen bis zur gesamten Skelettmuskulatur kann und soll nicht jeder Muskel zu jeder Zeit die gleiche Leistung erbringen. Grundsätzlich dürfen wir davon ausgehen, dass wir uns in der zivilisierten Gesellschaft generell zu wenig bewegen. Denn wenn wir nicht essen oder schlafen, ist unser Körper grundsätzlich auf körperliche Betätigung ausgelegt. Mehr Bewegung führt zu besserem Schlaf, besserer Stimmung und besserer Gesundheit. Ebenso wie man Intervallfasten als generelle Empfehlung für einen gesunden Lebensstil ausgeben kann, gilt das bekanntermaßen auch für mehr Bewegung. Und ebenso wie beim Intervallfasten macht das Timing einen Unterschied. Bewegung bringt nicht zu jedem Zeitpunkt gleich viel für Gesundheit, Muskelaufbau und Fettabbau. Mehr dazu im folgenden Kapitel „Bewegung und Sport".

Gesund und glücklich im Wechsel von Licht und Dunkelheit

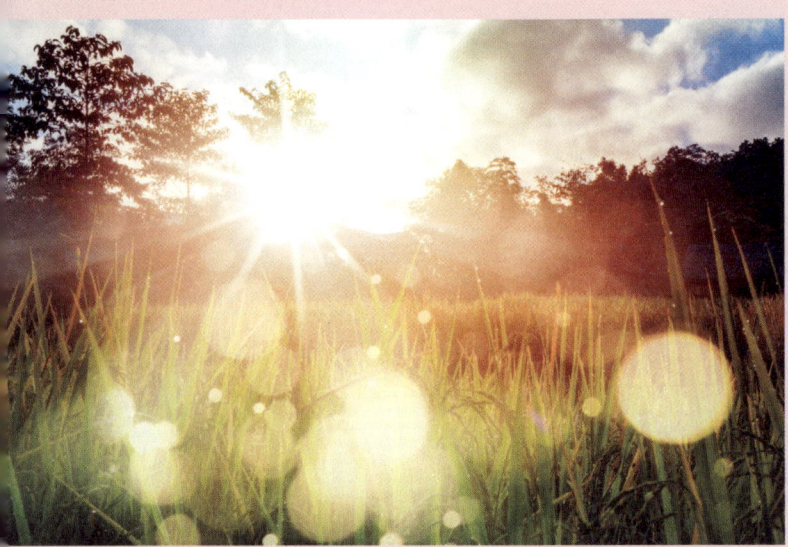

Sonnenlicht tanken: Ausreichend natürliches Licht ist eine zentrale Quelle körperlicher und seelischer Gesundheit.

Über Jahrmillionen haben unsere Vorfahren die meiste Zeit des Tages unter freiem Himmel verbracht. Untertags war es sehr hell und nach Sonnenuntergang stockdunkel. Der menschliche Organismus hat sich diesem Rhythmus aus Tag und Nacht, aus hell und dunkel angepasst. Erst in den 1990er Jahren wurden bei der genaueren Untersuchung der Sehzellen von Säugetieren, neben den sogenannten Stäbchen und Zapfen, eine dritte Klasse von blaulichtsensitiven Fotorezeptoren im Auge genauer erforscht. Diese bis dahin unbekannten Sehzellen versorgen mithilfe des Photopigments Melanopsin den SCN-Taktgeber im Gehirn mit Informationen über die Umgebungshelligkeit. Wird helles, blaues Licht wahrgenommen, das bis vor der Erfindung des elektrischen Kunstlichts nur am Tag vorhanden war, stoppt das Gehirn die Produktion des Schlafhormons Melatonin und produziert stattdessen das Stress- und Aktivitätshormon Cortisol. Während das für unsere Vorfahren natürlich Sinn machte, wird unsere innere Uhr durch zu wenig Tageslicht (z. B. in Innenräumen) und zu viel Kunstlicht am Abend und in der Nacht aus dem Takt gebracht. Im Freien liegt die Lichtmenge zwischen 3.500 Lux an einem bedeckten Wintertag und weit über 100.000 Lux an einem Sommertag bei praller Sonne. Die Beleuchtung in Innenräumen bewegt sich hingegen nur um rund 100 Lux. Untertags erhalten wir also zu wenig Licht, um richtig in Schwung zu kommen. Die Zirbeldrüse braucht das Tageslicht auch, um Serotonin auszuschütten, das uns glücklich macht. Es ist zudem die Ausgangsbasis für die Produktion des Schlaf- und Regenerationshormons Melatonin — ausreichend Tageslicht macht uns also erstens glücklich und sorgt zweitens für ausreichend Erholung in der Nacht. Melatonin kann nur bei Dunkelheit ausgeschüttet werden. Zu wenig Dunkelheit in der Nacht sorgt also für eine weitere Verschiebung unserer inneren Uhr. Während unsere Vorfahren abends kein künstliches Licht oder nur sehr wenig Kunstlicht aus dem rötlichen Farbspektrum (Feuer, Kerzen oder auch Glühlampen) zur Verfügung hatten, sind wir zunehmend mit hellen Lichtquellen aus dem blauen Farbspektrum konfrontiert, die unserem Gehirn Wachheit und Stress signalisieren. Der stundenlange Konsum von Inhalten auf LED-Bildschirmen führt uns direkt zu Schlafproblemen, Dauerstress und eine durch Melatoninmangel bedingte vorzeitige Alterung.

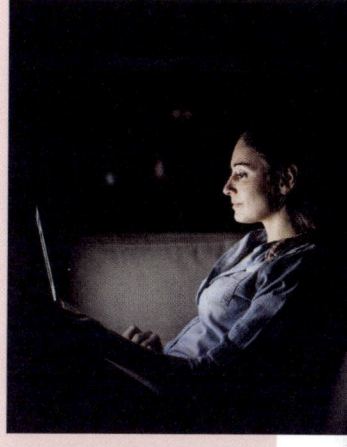

Das Licht von Bildschirmen stört den zirkadianen Rhythmus am Abend und in der Nacht.

Da diese Zusammenhänge wissenschaftlich bereits gut erforscht sind, bieten viele Handyproduzenten bzw. Computer- und Displayhersteller bereits Funktionen an, die den Blauanteil auf Bildschirmen nach Sonnenuntergang reduzieren. Versuchen Sie also generell, die Lichtmenge am Abend zu reduzieren, und verwenden Sie Kunstlichtquellen aus dem warmen rötlichen Spektrum. Vermeiden Sie abends Licht, das direkt in Ihre Augen strahlt, und beleuchten Sie nur punktuell oder indirekt. Sorgen Sie beim Schlafen außerdem für absolute Dunkelheit bzw. benutzen Sie eine Schlafmaske, damit Ihre Zirbeldrüse ausreichend Melatonin produzieren kann. Und gönnen Sie sich untertags ausreichend Sonnenlicht. Mit dieser Kombination stellen Sie Ihre innere Uhr auf Glück, Zufriedenheit und Gesundheit ein.

 ## Buchbonus 1

Gutes Kunstlicht für die innere Uhr
Warum die gute alte Glühbirne die LED bei der Lichtqualität schlägt? Erfahren Sie online mehr darüber, welche Kunstlichtquellen Ihren zirkadianen Rhythmus bestmöglich unterstützen.
Auf www.jungbrunneneffekt.com mit dem Passwort jungbrunnen2 abrufen.

Intervallfasten im zirkadianen Rhythmus

Wie Sie Ihre innere Uhr auf Abnehm-Modus stellen

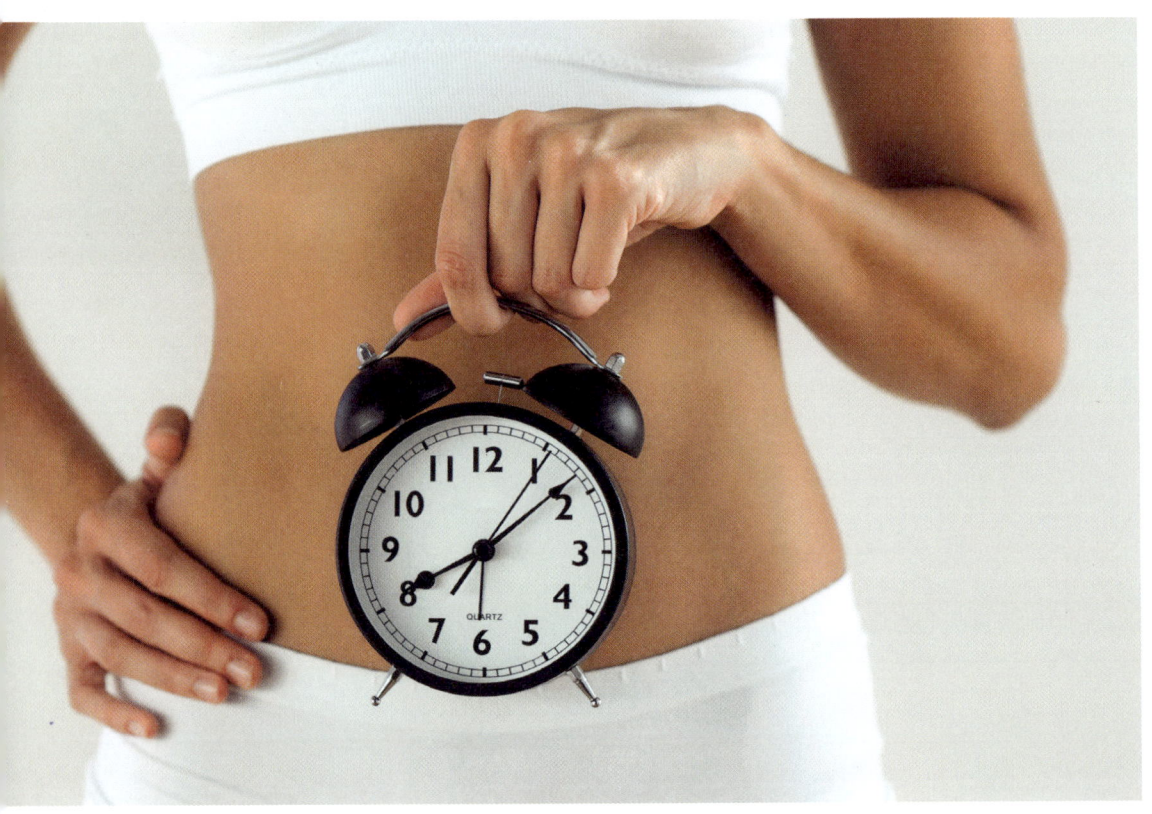

Achten Sie auf die Uhr: Das richtige Timing der Fastenintervalle unterstützt bei der Gewichtskontrolle.

Die Chronobiologen, die die Zelluhren erforschen, geben uns eine klare Empfehlung für das 16:8-Intervallfasten. Außerdem kann uns das Wissen um die zirkadianen Rhythmen helfen, wenn wir Gewicht reduzieren wollen. Eine grundsätzliche Empfehlung, auch für Spätesser, die das Frühstück auslassen, lautet, dass Sie Ihre Nahrungsaufnahme mindestens zwei bis vier Stunden vor dem Zubettgehen beenden sollten, da sich der Körper auf das Schlafen vorbereiten möchte. Ein Snack kurz vor der Bettruhe lässt Sie nicht nur schlechter schlafen, sondern führt auch zu einer ganzen Reihe anderer negativer Folgereaktionen im Körper. Der Insulinausstoß in der Bauchspeicheldrüse verhindert, wie bereits erwähnt, die Ausschüttung des „Fettabbauhormons" Glucagon, das auch hilft, Fettpolster aufzulösen.

Wenn Sie also Gewicht reduzieren wollen, verstärkt es den Abnehmeffekt, wenn Sie mit dem Fasten möglichst viele Stunden vor dem Zubettgehen beginnen. Mehrere wissenschaftliche Studien belegen, dass es Menschen umso schlechter gelingt abzunehmen, je später sie ihre letzte Mahlzeit einnehmen.

Das Licht und die Informationen, die die „Gehirnuhr" an die Organe liefert, haben einen Einfluss auf unseren Stoffwechsel. Ein und dieselbe Mahlzeit führt am Morgen zu einem niedrigeren Blutzuckerspiegel als am Abend. Der Blutzuckerspiegel bleibt abends aufgrund der schlechteren Insulinreaktionen über längere Zeit erhöht — der Körper speichert den überschüssigen Zucker als Fett, anstatt ihn als Treibstoff zu nutzen oder gar Fettreserven anzuzapfen (siehe „So fressen Intervallfasten, Ausdauersport und Krafttraining Ihre Fettpolster auf" Seite 32). Gleichzeitig führt eine späte Mahlzeit zu schlechterem Schlaf, was sich wiederum negativ auf die Hunger- und Sättigungshormone Ghrelin und Leptin auswirkt. In kontrollierten Schlafstudien zeigte sich, dass ein unter Schlafentzug leidendes Gehirn Hungersignale sendet für Kalorien, die der Körper gar nicht benötigt. Schlafmangel führt also zu schlechten Essensentscheidungen. Ein Teufelskreis kommt in Gang: Spätes Essen führt zu schlechtem Schlaf — schlechter Schlaf führt zu undisziplinierter Essenauswahl. Zusammengefasst: Je früher vor dem Zubettgehen Sie nichts mehr essen, umso günstiger für den Organismus und die Gewichtsabnahme.

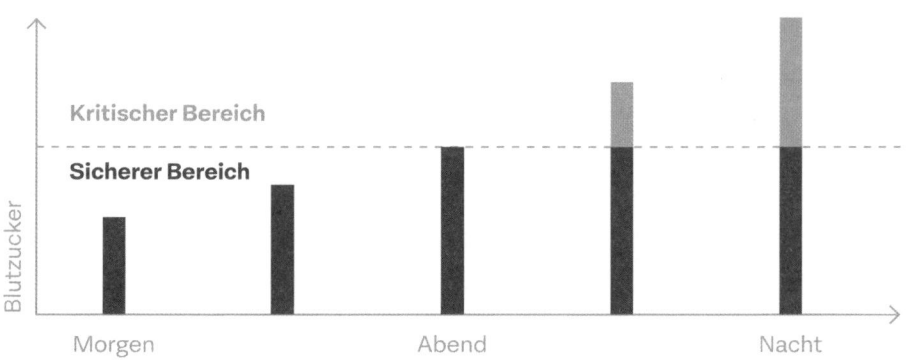

Ein und dieselbe Mahlzeit führt am Abend zu einem höheren Blutzuckerspiegel als am Morgen.

Warum gibt es Morgen- und Abendmenschen?

Bereits in den 1960er Jahren konnten deutsche Chronobiologen am Max-Planck-Institut in den sogenannten Bunkerexperimenten nicht nur zeigen, dass Menschen eine innere Uhr besitzen, sondern auch, dass diese Uhr individuell anders tickt. Die Versuchspersonen lebten über Wochen in absoluter Dunkelheit ohne äußere Taktgeber. Es zeigte sich, dass die Verteilung von Wach- und Schlafzeiten in etwa gleich war, dass die inneren Uhren von manchen Teilnehmern aber deutlich schneller gingen als andere und immer weiter auseinanderliefen. Auf zellbiologischer Ebene wurde dieser Effekt 2008 an der Berliner Charité nachgewiesen und der Beweis erbracht, dass es eine genetische Veranlagung zum Morgenmenschen, den „Lerchen", oder den Abendtypen, den „Eulen" gibt. Den nach ihrem Schlafverhalten befragten Versuchspersonen wurden zuerst Hautzellen entnommen und deren Aktivitätszyklen in Zellkulturen beobachtet. Das Ergebnis war verblüffend: Bei den „Eulen" ticken die Uhrengene deutlich langsamer, und der Auf-und-Abzyklus der Zellaktivität ist teilweise erst nach 25 Stunden beendet — und nicht nach 24 Stunden. Die Folgen sind ähnlich wie bei einer nachgehenden Armbanduhr: Der Träger kommt immer zu spät. Bei den „Lerchen" läuft die Uhr hingegen zu schnell. Sie werden am Abend schneller müde und stehen dafür am Morgen früher auf. Die Chronobiologen gehen davon aus, dass nur rund ein Viertel der Bevölkerung ganz ausgeprägte Abend- oder Morgentypen sind, wobei es speziell für die extremen Eulen oft zu einem „sozialen Jetlag" kommt, wenn sie am Arbeits- und Gesellschaftsleben normal teilnehmen wollen. Als Morgenmuffel und Langschläfer sind sie nicht faul, sondern folgen ihrem angeborenen Chronotypus, der sich im Laufe des Lebens oft auch ändert. Wenngleich man aus einem Abendmenschen nicht einfach einen Morgenmenschen machen kann, sind wir – wie in allen anderen Lebensbereichen auch – bei den zirkadianen Rhythmen der Genetik nicht hilflos ausgeliefert. Wir haben durch die in diesem Kapitel beschriebenen Lebensstilentscheidungen beachtliche Einflussmöglichkeiten. Wir können die zu schnell oder zu langsam gehende Uhr jeden Tag durch äußere Taktgeber in unserem Sinne beeinflussen.

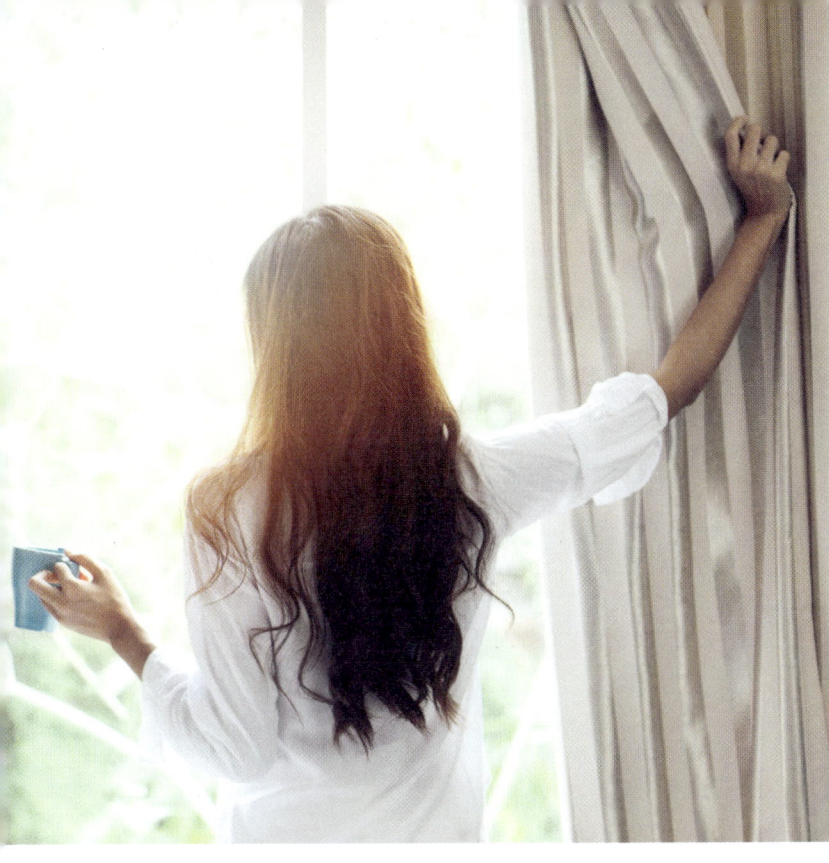

**Eule oder Lerche?
Machen Sie das Beste
aus Ihrer inneren Uhr.**

Jungbrunnen-Praxis: Optimieren Sie Ihren Zirkadianrhythmus

Falls Sie Ihren zirkadianen Rhythmus bei Bedarf ändern und opti-
mieren wollen, ist es hilfreich, zuerst einmal Ihren gegenwärtigen
Rhythmus zu bestimmen. Nehmen Sie sich die Zeit und füllen Sie
das Zirkadian-Protokoll **auf den folgenden Seiten** zumindest eine
Woche lang aus, um den Status quo zu bestimmen. Wann sind Sie ca.
aufgewacht und haben Ihre Augen geöffnet? War dazu ein Wecker
notwendig? Wann sind Sie zu Bett gegangen? Wie lange haben Sie
ca. gebraucht, um einzuschlafen? Wie war die Schlafqualität? Zu
welcher Zeit haben Sie zum letzten Mal auf einen Bildschirm gesehen
(inkl. Smartphonedisplay)? Wann haben Sie den ersten Bissen des
Tages gegessen? (Hier gilt jede Kalorienzufuhr, also auch kalorien-
haltige Getränke wie Kaffee mit Milch oder Fruchtsäfte.) Wann haben
Sie den letzten Bissen des Tages zu sich genommen? Wann und wie
viel Bewegung haben Sie gemacht, und wie lange haben Sie sich im
Freien aufgehalten?

Zirkadian-Protokoll für Schlaf, Ernährung und Sport

	Munter geworden (Zeit / Wecker)	Aufenthalt im Freien bei Tageslicht (Dauer in Minuten)	Bewegung / Sport (Wann / Was)
Montag			
Dienstag			
Mittwoch			
Donnerstag			
Freitag			
Samstag			
Sonntag			

ESSINTERVALL

Beginn Nahrungs-aufnahme (Zeit / Was)	Ende Nahrungs-aufnahme (Zeit / Was)	Letzte LED / Display-Nutzung (Zeit)	Einschlafzeitpunkt (Zeit / Schlafqualität)

 ## Buchbonus 2

Sie können das Zirkadian-Protokoll als PDF downloaden und ausdrucken. Das hilft vor allem, wenn Sie mehrere Wochen ausfüllen,
um die Veränderungen im Zirkadian-Rhythmus zu dokumentieren
und bewusst zu machen. Auf www.jungbrunneneffekt.com mit dem
Passwort jungbrunnen2 abrufen.

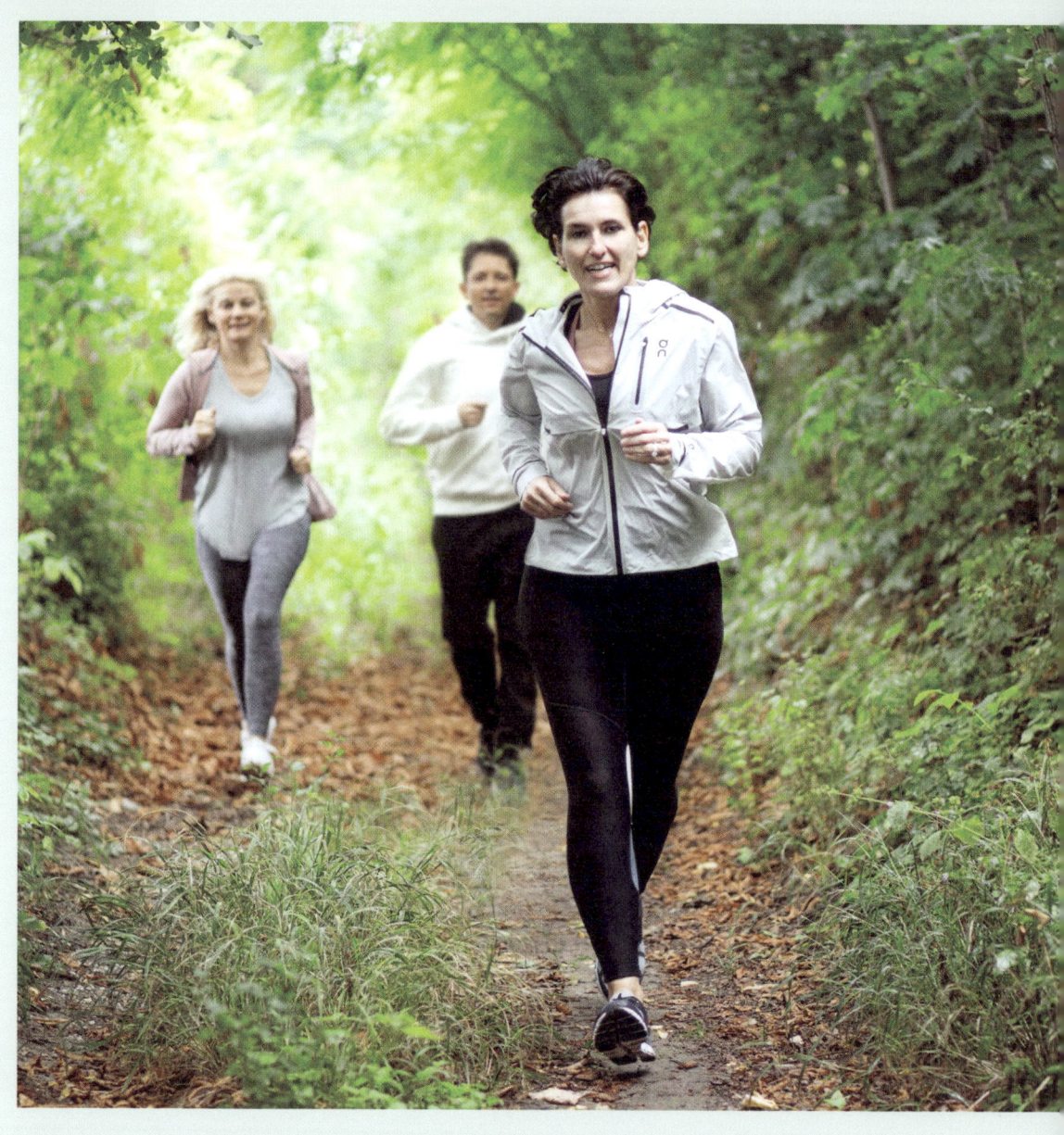

2.

Sport und Intervallfasten

Der Jungbrunnen-Turbo für Anti-Aging und einen gesunden, schlanken Körper

Intervallfasten und Sport ergeben eine kraftvolle Kombination, um den Jungbrunnen-Effekt für Körper, Geist und Seele zu steigern. Viele Sportarten fördern nicht nur den Gesundheitserhalt, sondern durch die vermehrte Telomerase-Aktivierung auch den zellulären Verjüngungseffekt. Mehr noch unterstützt in dieser Kombination die richtige Sportart zur rechten Zeit die aktive Körpergestaltung. Das gilt für Fettabnahme, Körperformung und sogar den Muskelaufbau.

Anti-Aging durch Bewegung

Warum Sport und Bewegung den Jungbrunnen-Effekt fördern

Sport und ausreichend Bewegung sind wichtige Bausteine des gesunden Jungbrunnen-Lebensstils und haben einen starken Jungbrunnen-Effekt. So zeigen zahlreiche Studien, dass physiologische Parameter – wie die Herz-Kreislauf-Funktion bei Sportlern – eher den Werten deutlich jüngerer Menschen entsprechen als den Werten unsportlicher Gleichaltriger.

Einen entscheidenden Jungbrunnen-Effekt haben Sport und Bewegung, da sie die Produktion des Jungbrunnen-Enzyms Telomerase fördern und damit einer Verkürzung der Telomere entgegenwirken, die für die Zellalterung verantwortlich sind.

Weiters helfen Sport und Bewegung, Körperfett zu reduzieren, da mehr Muskelmasse zu einem höheren Grundumsatz führt, also mehr Kalorien verbraucht werden. Und ganz nebenbei steigert regelmäßiger Sport das körperliche Wohlbefinden, die Körperwahrnehmung, Selbstdisziplin und das Selbstbewusstsein von Menschen. Wenn Sport nun noch in der freien Natur praktiziert wird, stellen sich auch die gesundheitsförderlichen Effekte eines Waldbades ein (siehe „Der Jungbrunnen-Effekt", Band 1, Seite 92).

Abseits all dieser positiven Effekte reduzieren Sport und Bewegung auch das Risiko für Schlaganfälle, Zivilisationserkrankungen wie Diabetes und Fettleibigkeit sowie Ängste und Depressionen.

Wie viel Sport ist gesund?

Die Weltgesundheitsorganisation empfiehlt mindestens 150 Minuten moderate oder 75 Minuten stärkere körperliche Betätigung pro Woche – also 30 Minuten an fünf Tagen.

Wir empfehlen 30 Minuten Bewegung täglich, um den maximalen gesundheitlichen Effekt zu erzielen und auch, um Ihre Bewegungsroutine nicht zu unterbrechen. Wenn Sie sich täglich bewegen, können Sie Ihre Sporteinheit einfach nicht verschieben. Hingegen wenn Sie „nur" an fünf Tagen sporteln, ist es einfach, eine Einheit auf „morgen" zu verschieben, mit dem Effekt, dass im Lauf der Zeit immer weniger Bewegungseinheiten umgesetzt werden.

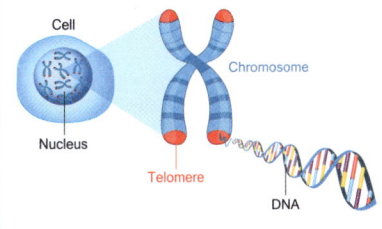
JUNGBRUNNEN-EFFEKT-PRAXIS-TIPP

Falls Ihr Terminplan einmal keine 30 Minuten am Stück zulässt, teilen Sie an diesem Tag die Zeit einfach auf 3 × 10 oder 2 × 15 Minuten Bewegung auf. So werden Ihre Muskeln bewegt, die Zirkadianprozesse unterstützt und Sie halten Ihre Routine aufrecht.

Generell empfehlen wir, möglichst wenig zu sitzen, da wir beim Sitzen kaum Energie verbrauchen. Dies hat ungünstige Auswirkungen auf Stoffwechsel, Knochenfestigkeit und Gefäßgesundheit. Wir bauen Muskelmasse ab und Körperfett auf. Schon wenige Tage ausschließlich zu sitzen, erhöht unser Risiko für diverse Stoffwechselkrankheiten.

Achtung: Wenn körperliche Belastung übertrieben oder von Untrainierten durchgeführt wird, kann dies zu Verletzungen führen. Sprechen Sie im Zweifel mit Ihrem Arzt, welche Sportarten für Sie geeignet sind. 30 Minuten täglich Waldbaden oder einfach nur an der frischen Luft spazieren gehen, können Sie jederzeit umsetzen.

Sport und Intervallfasten richtig kombiniert

Mit welchen Trainingsmethoden Sie die besten Effekte erzielen

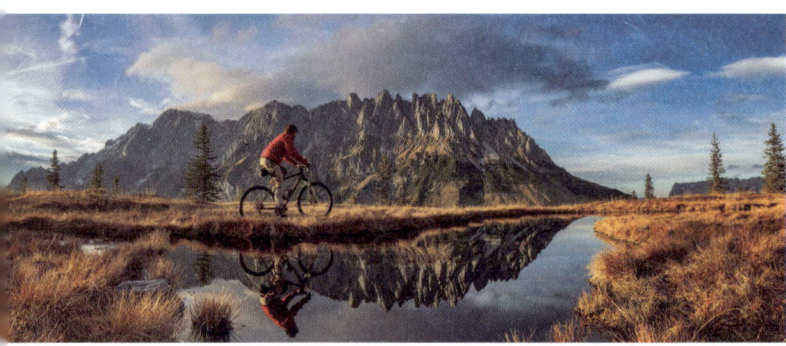

Ausdauersport während der Fastenphasen lässt Fettpolster schmelzen.

So fressen Intervallfasten, Ausdauersport und Krafttraining Ihre Fettpolster auf

Für den Abbau von Fettpolstern ist das Zusammenspiel zweier Hormone entscheidend: Glucagon und Insulin. Glucagon ist für den Fettabbau zuständig, wird von der Bauchspeicheldrüse aber nur dann gebildet, wenn der Blutzuckerspiegel niedrig ist. Wenn Fettdepots reduziert werden sollen, geht es also darum, den Insulinspiegel zu senken, den Glucagonspiegel hoch zu halten und die kurzfristigen Energiespeicher, die sogenannten Glykogenspeicher, zu leeren.

Dieses Leeren der Glykogenspeicher erfolgt sowohl beim Intervallfasten als auch durch Sport. Ernährungsmediziner Prof. Andreas Michalsen spricht davon, dass eine Jogging-Einheit bis zu zwei Stunden Intervallfasten ersetzen kann. Weiters verringert regelmäßiger Sport den Appetit. Das Hungerhormon Ghrelin wird durch Bewegung reduziert, während die Sättigungshormone steigen.

Fasten leert die Energiespeicher und löst Fettsäuren

Durch Intervallfasten sinkt der Blutzuckerspiegel – die Glukosemenge im Blut verringert sich. Die Bauchspeicheldrüse muss kein Insulin mehr ausschütten und produziert stattdessen Glucagon. Es bewirkt, dass die kurzfristigen Energie- oder Glykogenspeicher geleert werden, vermehrt Fett aus dem Fettgewebe freigesetzt wird und Fettsäuren zur Deckung des Energieverbrauchs verwendet werden.

Ausdauersport verbraucht mehr Fettsäuren und lässt Fettpolster schneller schmelzen

Werden die gelösten Fettsäuren nicht durch z. B. Sport verbraucht, wandern sie wieder zurück ins Fettgewebe, sobald es zur nächsten Nahrungsaufnahme kommt. Daher gilt es bei Abnehmwunsch, in der Fastenphase möglichst viel Energie durch den Fettstoffwechsel zu verbrauchen. Die ideale Bewegungsform, um möglichst viele Fettsäuren zu verbrennen, ist jegliche Form von sanftem Ausdauersport, der im aeroben Belastungsbereich bleibt.

Der Jungbrunnen-Turbo: Intervallfasten und Ausdauersport

Die Kombination aus Intervallfasten und Ausdauersport ist doppelt vorteilhaft: Intervallfasten beschleunigt den Stoffwechsel, indem es die Ausschüttung von fettverbrennenden Hormonen erhöht und gleichzeitig die Insulinproduktion minimiert. Ausdauer- und Intervallsport (Sport, der abwechselnd in Belastungs- und Erholungsphasen ausgeführt wird) fördert Ihre körperliche Fitness und wirkt positiv auf Ihre Telomere und Telomerase. Ein doppelter Jungbrunnen-Effekt also.

Krafttraining baut Muskeln auf und erhöht den Gesamt-Energieverbrauch

Intensives Krafttraining – also schnelles, intensives Training mit hoher Belastungsintensität – findet im anaeroben Bereich statt. Es hilft nicht, Fettpolster unmittelbar abzubauen, führt jedoch durch mehr Muskelmasse auch im Ruhezustand zu einem erhöhten Energieverbrauch (höherer Grundumsatz). Daher ist Krafttraining ein wichtiger Zusatzmotor, um Fettpolster mittelfristig zum Schmelzen zu bringen.

INFOBOX

Nicht zu verwechseln: Glucagon und Glykogen

Glucagon
ist ein Hormon der Bauchspeicheldrüse, das besonders in der Fastenphase gebildet wird, wenn der Blutzuckerspiegel sinkt. Es regt den Abbau der Glykogen- und Fettspeicher an.

Glykogen
ist ein Kohlenhydratspeicher, der den „Zellbrennstoff" Glukose (Traubenzucker) für mehrere Stunden in Leber und Muskeln speichert und kurzfristig wieder als Energie bereitstellen kann.

Sport im aeroben und anaeroben Energiestoffwechselbereich

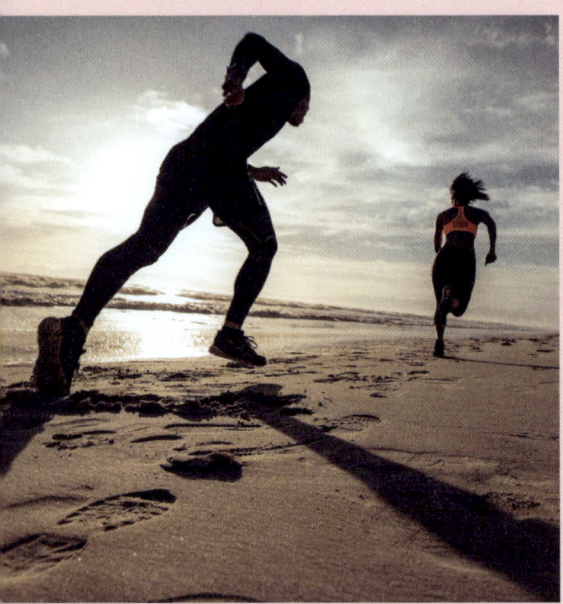

Aerober Energiestoffwechsel findet bei sanfter Bewegung im unteren Pulsbereich statt. Kohlenhydrate und Fette werden mittels Sauerstoff zu Energie umgewandelt und für die Muskeltätigkeit verwendet. Puls und Atmung werden schneller, aber man kommt nicht außer Atem. Die Luft reicht üblicherweise noch zu mäßigem Reden. Aerobes Training ist ideal für Fettverbrennung/Abnehmen und zur Steigerung der Ausdauer. Typische Sportarten sind Joggen, Walken, Schwimmen, Fahrradfahren.

Anaerober Energiestoffwechsel findet bei intensivem Training im oberen Pulsbereich mit hoher Belastungsintensität statt. Er beginnt, wenn der aerobe Energiestoffwechsel nicht mehr genug Energie bereitstellen kann.

Den Unterschied erkennen: Wann trainieren Sie in welchem Energiestoffwechsel?

Kohlenhydrate werden nun ohne Sauerstoff durch Milchsäuregärung in Energie gewandelt. Fette werden in diesem Bereich nicht verbrannt, denn dafür benötigt der Körper zwingend Sauerstoff. Ziel ist Leistungssteigerung und Muskelaufbau. Typische Sportarten sind Tempodauerlauf, Sprints, Gewichtheben, Zirkeltraining.

Möglichkeiten zur Unterscheidung der beiden Energiestoffwechsel:
• Selbstbeobachtung: Außer Atem kommen, höherer Herzschlag, Erschöpfung einzelner Muskeln, Wiederholungen, die kaum mehr möglich sind, Positionen, die nicht mehr gehalten werden können, sind Zeichen für den anaeroben Bereich.
• Pulsmesser: Die Herzfrequenz liegt beim aeroben Training etwa bei einem Wert von 70-80 Prozent, beim anaeroben Training etwa bei 80-90 Prozent der maximalen Herzfrequenz.
• Laktatwert-Messung durch einen Sportmediziner

Eine Studie der Kardiologen um Dr. Christian Werner und Prof. Ulrich Laufs zeigt, dass Ausdauersport und Intervalltraining eine besonders positive Wirkung auf Langlebigkeit haben. In der Studie wurde untersucht, wie sich unterschiedliche sportliche Betätigung auf die Länge der Telomere und die Aktivität des Enzyms Telomerase auswirken.

Nach sechs Monaten zeigte sich ein eindeutiger Trainingseffekt bei allen sportlich aktiven Studienteilnehmern: Zunahme der Sauerstoffkapazität, Steigerung der Laufgeschwindigkeit und eine geringere Herzfrequenz. Ein eindeutiges Ergebnis pro Sport. Noch spannender für den Jungbrunnen-Effekt ist das Ergebnis auf zellulärer Ebene: Die Telomeraseaktivität und die Länge der Telomere stiegen bei Ausdauer- bzw. Intervalltraining signifikant an und fördern den Verjüngungseffekt, sind also ein zellulärer Jungbrunnen. Interessanterweise zeigte Kraftsport nicht diesen Verjüngungseffekt, sorgt aber durch eine gesteigerte Muskelmasse für einen höheren Grundumsatz und ist damit auch ein wichtiger Baustein im Mix Ihrer Trainingsmethoden.

INFOBOX

Soll ich mit Muskelkater trainieren?

Muskelkater zeigt an, dass der Körper noch mit seinen Reparaturprozessen beschäftigt ist. Ein leichtes, regeneratives Ausdauertraining wie z. B. Walken oder langsames Laufen ist möglich. Weitere Kraftsporteinheiten werden nicht empfohlen.

Das Regenerationstraining: genauso wichtig wie die Sporteinheit

Nach sportlicher Aktivität ist es wichtig, dem Körper Zeit zur Regeneration zu geben. Muskeln wachsen nicht beim Trainieren, sondern in der Regenerationsphase. Ruhe und Schlaf aktivieren die körpereigenen Reparaturprozesse. Zumindest ein Tag Ruhepause für die beanspruchten Muskelgruppen ist nach intensivem Training empfohlen. Darüber hinaus sind Saunabesuche, regeneratives Ausdauertraining (moderates Joggen oder Walken) sowie Stretching und Faszientraining eine gute Unterstützung.

Zeit für Regeneration fördert die körpereigenen Reparaturprozesse und läßt Muskeln wachsen.

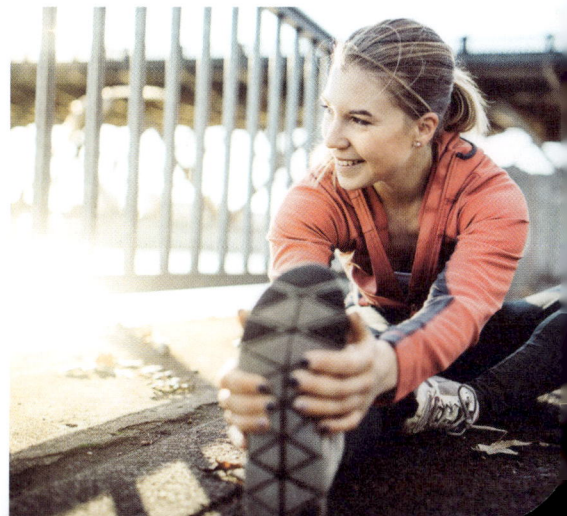

Stretching

Beanspruchte Muskeln sollen vor und nach jeder Trainingseinheit gedehnt werden, um ihre Flexibilität und Bewegungskoordination zu fördern sowie Verletzungen vorzubeugen. Jeder Muskel, der gedehnt werden soll, wird zum Aufwärmen etwa zehn Sekunden und nach dem Sport etwa 30 Sekunden in einen Spannungszustand versetzt, ohne den Muskel dabei zu überdehnen. Stretching fördert auch den Abtransport von Giftstoffen.

Faszientraining

Faszien sind Bindegewebsteile, die den ganzen Körper als ein umhüllendes und verbindendes Spannungsnetzwerk durchdringen. Sie verbinden Knochen, Muskeln, Sehnen und Organe. Falsch, zu wenig oder zu intensiv belastete Faszien können verkleben. Diese Verklebungen sollen mittels Faszientraining gelöst werden. Dabei werden beanspruchte Muskelgruppen mit einer Faszienrolle einzeln bearbeitet. So werden Muskeln geschmeidiger, Verklebungen gelöst und Stress abgebaut. Ziel ist, eine gute Beweglichkeit zwischen Muskel und Faszie herzustellen.

Kurzum: Ein regelmäßig durchgeführtes Kraft-, Ausdauer- und Regenerationsprogramm ist gemeinsam mit Intervallfasten die beste Kombination für einen langfristig fitten, gesunden und „jungen" Körper. Von großer Bedeutung ist dabei auch noch, wie Sie die Fasten- bzw. Essphasen mit dem jeweiligen Sportprogramm kombinieren.

INFOBOX

Der Zusammenhang von Bewegung und Schlaf

Im Schlaf finden Reparaturprozesse an Knorpel, Knochen und Muskeln statt, während reichlich Bewegung zu besserem Schlaf führt. Somit entsteht ein positiver Kreislauf: Ausreichend Schlaf führt zu besserer Regeneration und zu mehr Energie, Körperkraft und damit Bewegungsaktivität. Mehr Bewegungsaktivität führt zur Aktivierung der Muskeluhren und damit zu besserem Schlaf.

Achtung: Menschen, die unter Schlaflosigkeit leiden, ist vor Beginn einer neuen oder Wiederaufnahme einer bekannten Sportart zu empfehlen, einen Arzt zu konsultieren, da Schlaflosigkeit zu einem erhöhten Risiko von Herzerkrankungen und Schlaganfällen führen kann.

Sport und Intervallfasten – meine perfekte Kombination

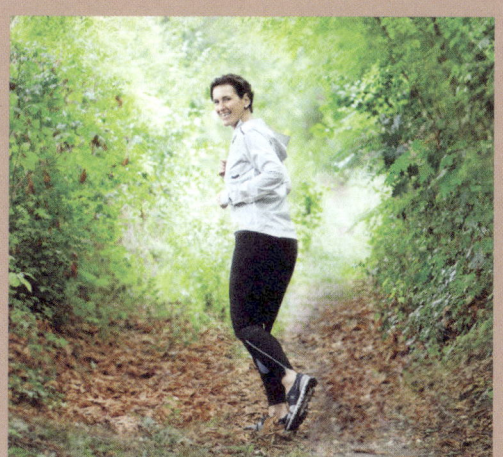

Vor gut zwanzig Jahren begann ich zu laufen. Zunächst langsames Joggen, gefolgt von längeren Läufen. Der Ausdauersport tat mir merklich gut, dennoch nahm ich über die Jahre an Gewicht zu. Nicht schlimm, aber mit 46 stellte ich fest, dass es gute zehn Kilogramm zu viel für mein persönliches Wohlbefinden sind. Mit drei- bis fünfmal Lauftraining pro Woche wähnte ich mich sportlich und schrieb das Gewicht den fortschreitenden Lebensjahren zu.

Vor drei Jahren entdeckte ich eine Fitness-App: „Mit 28 Minuten täglich ist dein Bikini-Body garantiert", so das Versprechen des BBG-Programms. Ich war kritisch, aber die vielen Erfolgsberichte im Internet überzeugten mich, die Kombination aus Kraft-, Ausdauer- und Regenerationstraining zu versuchen. Wenn ich in zwölf Wochen keine Veränderung sehe – so der Deal mit mir selbst – darf ich das Krafttraining wieder sein lassen und in Würde ab und zu ein paar Kilo zunehmen. So ist das eben mit 50.

Überrascht hat mich schon die erste Woche: Ich hatte einen unbeschreiblichen Muskelkater. Und das, obwohl ich mich durch mein Lauftraining fit und sportlich fühlte! In der zweiten Woche wehrte sich meine Schweinehund-Armee nach Leibeskräften. Ich hielt durch und plötzlich ging es etwas besser, manche Übungen gingen leichter – ich wurde kräftiger. Ab der vierten Woche bemerkte ich laufend Erfolge: bessere Haltung, strafferer Bauch, lockerere Kleidung …

Nach zwölf Wochen waren zwar „nur" drei Kilogramm verschwunden, aber die körperliche Veränderung war beeindruckend: sichtbarer Muskelzuwachs, strafferes Gewebe und vor allem das kraftvolle Körpergefühl war unbeschreiblich. Seit drei Jahren praktiziere ich die 28 Minuten täglich. Den Jungbrunnen-Effekt dieses Kraft-Ausdauer-Regenerations-Trainings möchte ich – gemeinsam mit Intervallfasten und der gewichtsstabilisierenden Wirkung dieser Gesamtkombination – nicht mehr missen. Und vom Mythos „ab 50 wird man eben etwas rundlicher" habe ich mich gerne verabschiedet.

Buchbonus 3

Eine Beschreibung des BBG-Trainings können Sie online nachlesen. Auf www.jungbrunnen-effekt.com mit dem Passwort jungbrunnen2 abrufen.

Wann soll ich essen – wann trainieren?

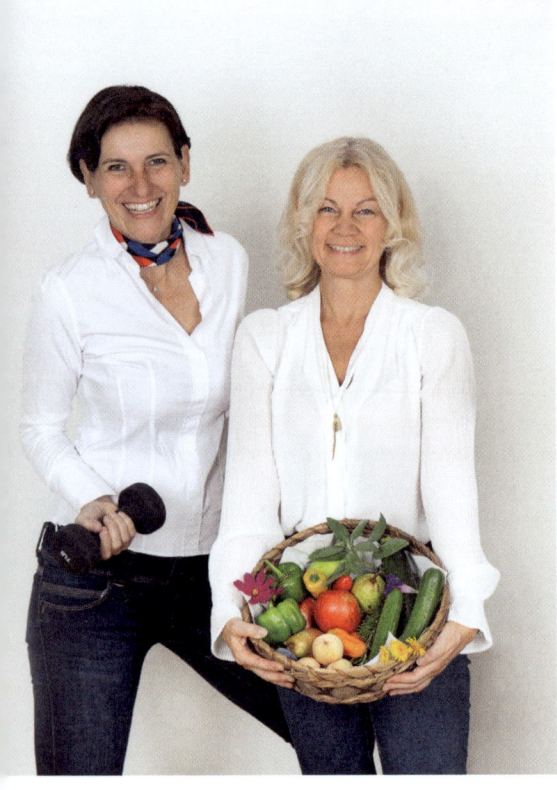

Alles zu seiner Zeit: Sport, Essen und Intervallfasten richtig getimed bringt die besten Jungbrunnen-Ergebnisse.

Landläufig herrscht die Meinung vor, dass mit leerem Magen nicht genügend Kraftreserven zum Trainieren vorhanden sind, dass Fasten schwächt oder Muskeln reduziert. Studien zeigen, dass das Gegenteil der Fall ist: Kraft und Ausdauer können während des Fastens sogar gesteigert werden.

Nach einer längeren Fastenphase zapft der Körper das gespeicherte Körperfett an und bringt damit einen stärkeren Effekt, wenn man sein Gewicht reduzieren möchte.

Ausdauersportarten können während der gesamten Fastenzeit in beliebiger Länge im Rahmen der jeweiligen Trainingsverfassung ausgeübt werden.

Kraftsportarten betreiben Sie am besten am Ende des Fastenfensters, um im Anschluss an das Training essen zu können. Dies ist wichtig, da sowohl die zugeführten Nährstoffe als auch Insulin den Muskelaufbau unterstützen.

Sofern es mit Ihrem Jungbrunnen-Rhythmus vereinbar ist, ist Kraftsport besonders am Nachmittag empfohlen. So zeigt eine Studie der Universitäten Bergen und Birmingham, dass nachmittags die

Körperkraft ihren Höhepunkt erreicht, Blutdruck und Durchblutung zur Sauerstoffversorgung der Muskeln sowie die Hirnfunktion für Bewegungskoordination maximal hoch sind und Muskeln mehr Nährstoffe aufnehmen, höhere Leistungsfähigkeit haben und mehr Reparaturen durchführen. Planen Sie Kraftsport jedoch auch nicht zu spät am Tag, um nicht den Cortisolspiegel zu steigern, der wiederum die Ausschüttung des Schlafhormons Melatonin verhindern würde.

Bewegung in freier Natur ist vor allem morgens günstig, da dies die Synchronisierung der Gehirnuhr unterstützt, Wachheit steigert, die Fettverbrennung erhöht und positiv dazu beiträgt, Jetlag oder Depressionen zu verringern.

Generell unterstützt ein geregelter Tagesrhythmus mit gleichen Schlaf- und Essenszeiten den Muskelaufbau. Im Labor konnte festgestellt werden, dass Gene, die bei Mäusen für Muskelregeneration und Verjüngung zuständig sind, durch einen eindeutigen Essen-Fasten-Zyklus und eine gesunde zirkadiane Uhr doppelt profitieren. Regelmäßige Essens- und Schlafzeiten verbessern somit sportliche Leistung.

Sport und Lebensfreude – Jungbrunnen-Bewegung, die einfach Spaß macht

Schwimmen ist die perfekte Kombination aus Kraft- und Ausdauertraining, kräftigt das Herz-Kreislauf-System, trainiert den Herzmuskel, stärkt die Venen und schont die Gelenke. Der Wasserdruck komprimiert die Blutgefäße an der Hautoberfläche. So wird das Blut zurück in den Brustraum gedrängt und das Herz muss kräftig dagegen arbeiten – dadurch vergrößert sich nach und nach das Herzvolumen und die Herzfrequenz sinkt. Auch die Atemmuskulatur wird durch das Einatmen gegen den Wasserdruck gestärkt.

(Beach)Volleyball hat relativ hohe Belastungsintensität, weil man in kürzester Zeit ganz unterschiedliche Bewegungsmuster ausführt. Trainiert werden Ausdauer, Koordination sowie Schnelligkeit, und durch das Spielen im Team verfliegt die Zeit.

Radfahren lässt sich in fast jeden Alltag integrieren und bietet ein ideales Ausdauertraining, das Herz und Kreislauf kontinuierlich fordert, den Stoffwechsel anregt und die Gelenke entlastet. Städter ohne Fahrrad können jederzeit zum Citybike greifen und schon wird die nächste Besorgung zur Sporteinheit.

Langsames Laufen stimuliert die Knochenbildung, stärkt das Herz-Kreislauf-System und senkt den Blutzucker und beeinflusst den Cholesterinspiegel positiv. Laufen ist nahezu überall möglich und kann dem individuellen Fitnessgrad perfekt angepasst werden. Vom schnellen Gehtempo bis hin zum hoch intensivem Tempolauf und Intervalltraining ist alles möglich.

Nordic Walken ist eine Ausdauersportart, bei der schnelles Gehen durch den Einsatz von zwei Stöcken im Rhythmus der Schritte unterstützt wird. Es ist mit dem Walken vergleichbar, integriert aber den Oberkörper in den Bewegungsablauf und ist daher etwas fordernder als Walken.

Klettern stärkt das Herz-Kreislauf-System und fördert die Ausdauer. Der gesamte Bewegungsapparat ist im Einsatz, während parallel der Gleichgewichtssinn sowie Achtsamkeit und Konzentrationsfähigkeit trainiert werden. Klettern in der freien Natur ist ein besonders stärkendes Erlebnis für Körper und Seele.

Wandern in mittleren Höhen ist ein wahrer Jungbrunnen. Durch die sauerstoffärmere Luft im Gebirge verbessert sich der Sauerstofftransport, da die Zahl der roten Blutkörperchen ansteigt und die Fließeigenschaften des Blutes verbessert werden. Die Schönheit der Natur tut der Seele gut und die positiven Effekte des Waldbadens (siehe „Der Jungbrunnen-Effekt", Band 1, Seite 92) werden aktiviert.

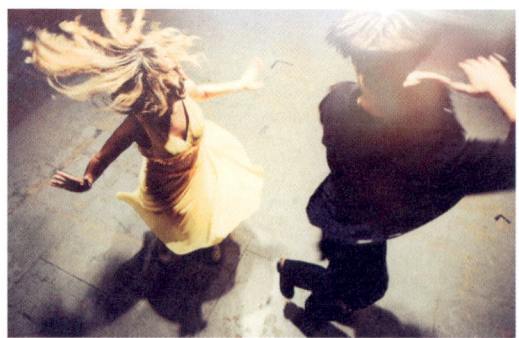

Tanzen stärkt den Kreislauf, fördert die Koordination und macht Spaß. Einfach Kopfhörer aufsetzen oder Musik aufdrehen und los geht's!

Yoga sorgt für Flexibilität und aktiviert die Muskeln, Sehnen, Bänder und den Geist. Das bewusste Atmen steigert den Sauerstoffgehalt im Blut, wodurch Niere, Leber und Verdauungsorgane besser arbeiten können und der Körper entgiftet. Das hilft auch beim Abnehmen. Gleichzeitig wird durch die konzentrierte und ruhige Atmung der Blick nach innen gerichtet und Stress abgebaut.

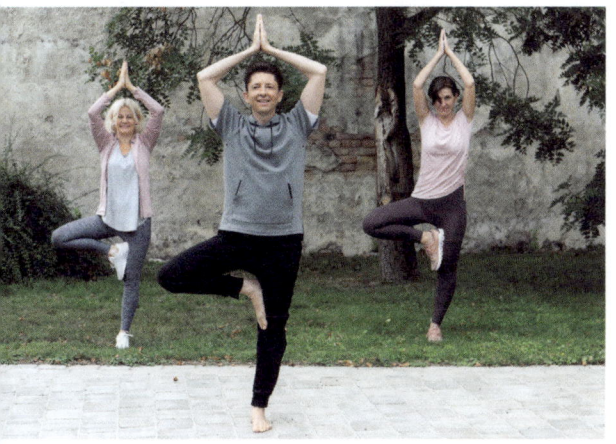

Machen Sie sich eine Abfolge von Yoga-Asanas (im Bild: der Baum) oder den „Sonnengruß" zur täglichen Routine. Schon wenige Minuten stärken Körperkraft, Flexibilität und wirken positiv auf die innere Balance und Stimmung.

Gute Nachricht für Wintersportler: **Training an der kalten Luft** hat positive Fettverbrennungseffekte. Einerseits verbrennen wir im Winter mehr Fett, damit unsere Körpertemperatur erhalten bleibt. Andererseits aktiviert kalte Luft braunes Fettgewebe bzw. wandelt weißes Fett in beiges Fettgewebe um. Dies ist ein erwünschter Effekt, da braunes Fettewebe reich an Mitochondrien ist. Und je mehr Mitochondrien wir haben, umso höher ist die Kapazität unserer Fettzellen, Fett zu verbrennen.

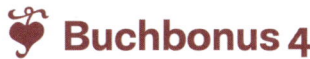 **Buchbonus 4**

Nutzen Sie unsere Video-Tutorials, falls Sie den Sonnengruß noch nicht kennen. Ebenfalls empfehlenswert: Die fünf Tibeter, eine Abfolge von Übungen, die Körper und Geist gesund halten. Eine Videoanleitung zur Abfolge der fünf Tibeter, der Übungen für den „alterslosen Körper"können Sie auf www.jungbrunneneffekt.com mit dem Passwort jungbrunnen2 abrufen.

Langlaufen zählt als Ganzkörpersportart zu den gesündesten Sportarten und trainiert Herz, Kreislauf, Lunge, Ausdauer, Balance, Kraft und Koordination. Die gesamte Körpermuskulatur ist dabei im Einsatz, der Stoffwechsel wird angeregt, das Immunsystem gestärkt und die Fettverbrennung aktiviert. Die Bewegung an der frischen Luft bringt einen zusätzlichen Jungbrunnen-Effekt.

Schifahren kräftigt Muskeln und Knochen, verbessert Reaktion und Koordination und stärkt das Herz-Kreislauf-System. Schifahren wirkt besonders stark auf eine positive, emotionale Stimmung. Schifahren hat auch einen Langzeit-Fitness-Effekt: So stellte Univ. Prof. Dr. Erich Müller vom Fachbereich für Bewegungs- und Sportwissenschaften der Universität Salzburg in seiner seit zehn Jahren laufenden Langzeitskistudie fest, dass Schifahrer, die über viele Jahre im Winter ein bis zweimal pro Woche Schifahren, körperlich und geistig bis ins hohe Alter fit und gesund bleiben.

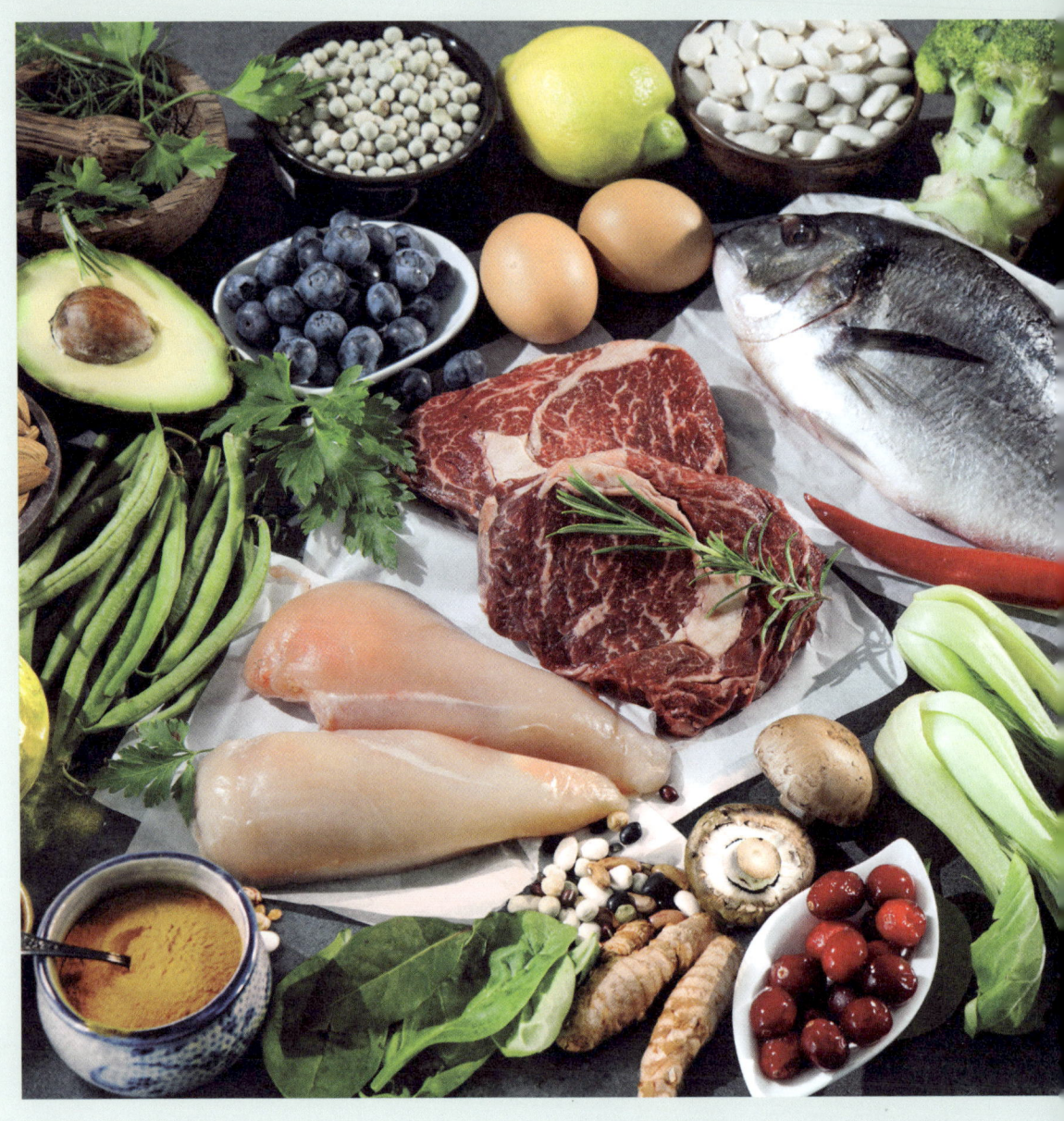

3.

Die richtige Ernährung in den Essphasen

Rund um die Uhr satt und glücklich

Typgerecht und zur richtigen Zeit zu essen hilft, den Körper satt, gesund, konzentriert und gut gelaunt zu halten sowie die innere Uhr auf Abnehm-Modus zu stellen. Sorgen wir für ein gesundes Darm-Mikrobiom und ernähren wir uns mit Lebensmitteln mit geringer Blutzuckerwirkung sowie temperaturausgleichend, so unterstützen wir unser Immunsystem und unsere Gesundheit in bester Weise.

Typgerechte Ernährung, die wirkt

In „Der Jungbrunnnen-Effekt", Band 1, wurde das Grundwissen über stoffwechseltypgerechte Ernährung und ihre Vorteile erläutert, vor allem, wie sie uns helfen kann, einen gesünderen, schlankeren Körper zu entwickeln. Der darin beschriebene Test zur Bestimmung des Stoffwechseltyps hat vielen LeserInnen spannende Einblicke gebracht. Hier können Sie Ihren Stoffwechseltyp noch genauer bestimmen und herausfinden, welche Nahrungsmittel für Sie ideal sind.

Das spannende Thema des Darm-Mikrobioms, das neben dem Immunsystem und der psychischen Verfassung auch unsere Gewichtszu- oder -abnahme zentral beeinflusst, hat bei den LeserInnen von Band 1 besonders viel Interesse geweckt. Daher finden Sie in der Folge ein Kapitel, das sich ausschließlich dem Darm und der Darmflora widmet.

Auch kamen LeserInnen-Anfragen, ob die Ernährung bei Hitze- oder Kältesymptomen eine Rolle spielen kann. Frösteln kann ein Nebeneffekt des Intervallfastens sein, andere LeserInnen nahmen wiederum Hitzeschübe wahr. Daher werden wir uns auch mit der Traditionellen Chinesischen Medizin (TCM) beschäftigen, speziell mit jenen Elementen, die in Zusammenhang mit den thermischen Eigenschaften von Nahrung und deren temperaturausgleichender Wirkung stehen.

Freuen Sie sich außerdem darauf, herauszufinden, welche schmackhaften Lebensmittel Ihnen beim Abnehmen besonders gut helfen und welche Sie daran hindern.

Metabolic Typing: So funktioniert Ihr Stoffwechsel am besten

Nach Metabolic Typing ist der Stoffwechsel eines Menschen genauso einzigartig wie sein Fingerabdruck. Jeder Stoffwechseltyp benötigt unterschiedliche Mikro- und Makronährstoffe und damit bestimmte Lebensmittel. Zudem sollte je nach Stoffwechseltyp die passende Mengenverteilung an Eiweiß, Kohlenhydraten und Fett pro Mahlzeit gewählt werden. So funktioniert der körpereigene Stoffwechsel am optimalsten und der Mensch kann sein ganzes Potenzial ausschöpfen. Sie werden nach dem Essen voller Energie, konzentriert, satt und zufrieden sein. Heißhunger verschwindet, Ihr Idealgewicht stellt sich ein, Sie stärken Ihr Immunsystem, altern langsamer und leben den Jungbrunnen-Effekt (mehr dazu in Band 1/„Typgerechte Ernährung", S. 46).

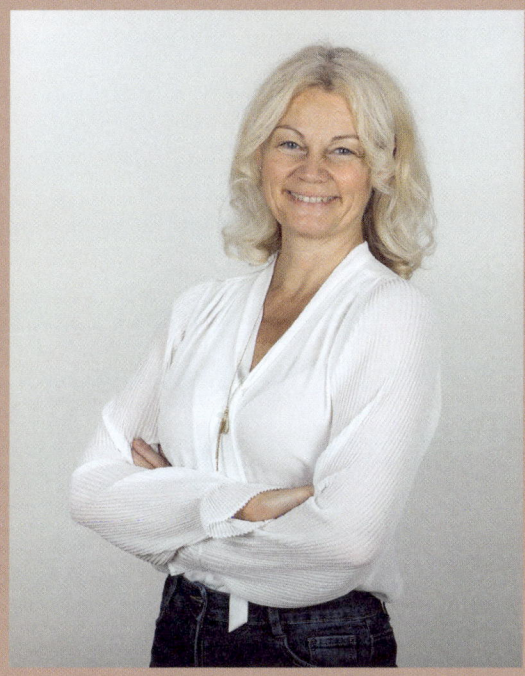

Unser Stoffwechsel ist individuell

Kürzlich berichtete eine Klientin, sie und ihr Partner würden schon seit Wochen gemeinsam Intervallfasten. Die beiden verzehrten dieselben Mahlzeiten, doch während ihr Partner damit bereits 15 Kilogramm abgenommen hatte, zeigte die Waage bei ihr beharrlich dasselbe Gewicht an. Basierend auf ihren individuellen Stoffwechseln reagierten die beiden unterschiedlich auf dieselben Lebensmittel. Beide ernährten sich mit veganer, fettarmer und kohlenhydratreicher Kost. Dem Partner bekam das sehr gut, er schaffte es damit rasch abzunehmen. Bei der Klientin zeigte sich hingegen, dass sie ein Eiweißtyp ist, sie benötigt viel Fett und Eiweiß und nur sehr wenige Kohlenhydrate. Sie stellte ihre Ernährung um und bewegt sich nun ebenfalls in Richtung Wunschgewicht. Eine typgerechte Ernährungsweise ist eine wichtige Komponente auf dem Weg zum gewünschten Erfolg.

Die wichtigsten Ernährungs-empfehlungen für die drei Stoffwechseltypen

Welche Nahrungsmittel sind für den jeweiligen Typ ideal? Was sollte er unbedingt vermeiden, um sich fit zu fühlen oder besser abnehmen zu können? Typgerechte Nahrungsmittellisten, zahlreiche Mahlzeitentipps und eine Liste mit tierischen und pflanzlichen Eiweiß-quellen unterstützen Sie bei diesen Fragen. Darüber hinaus finden Sie einen erweiterten Stoffwechseltyp-Bestimmungstest.

Verschiedene Gerichte für unterschiedliche Stoffwechseltypen: Mischtyp (li. o.), Kohlenhydrattyp (li. u.), Eiweißtyp (re.)

Eiweiß-Typ: viel Eiweiß (purinreich), viel Fett, viel Gemüse, wenig Obst und Getreide
Misch-Typ: von allem etwas in ausgewogenen Anteilen
Kohlenhydrat-Typ: viel Gemüse, viel Getreide und Obst, wenig Fett, wenig Eiweiß

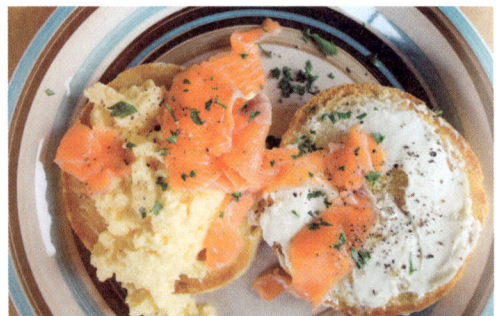

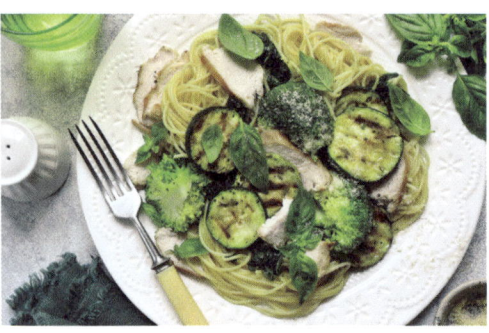

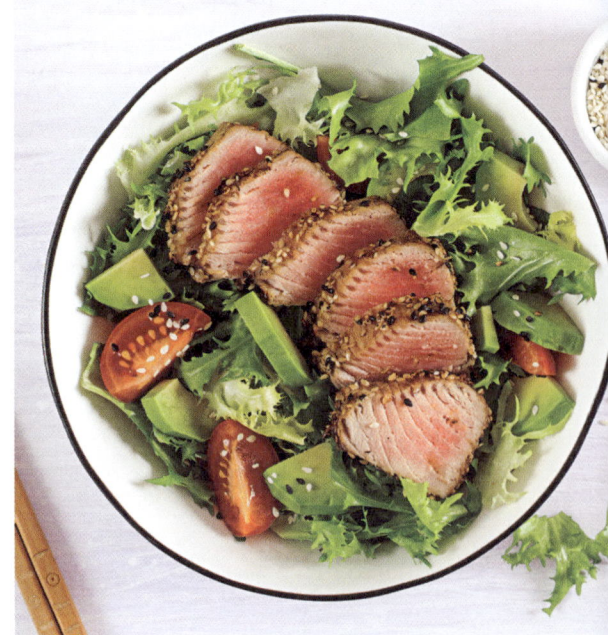

Der Eiweißtyp

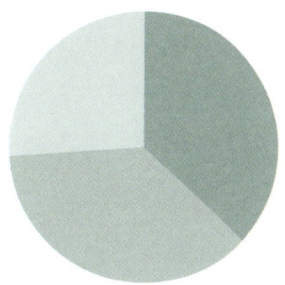

Was dem Eiweißtyp sehr gut bekommt

Er braucht regelmäßig eiweißreiche Nahrungsmittel, die auch reich an Purin und Fett sind – Rind, Lamm, Wild, Innereien, fette Fische oder auch Hülsenfrüchte. Dieser Typ wird auch Rotfleischtyp genannt, weil ihn diese Eiweißsorten besonders unterstützen, lange satt machen und ihm die richtigen Nährstoffe liefern – daher genügen geringere Portionen davon. Vegetariern wird empfohlen, bei jeder Mahlzeit zu purinreichen Hülsenfrüchten wie Linsen und Bohnen zu greifen und diese mit eiweißreichen Lebensmitteln wie z. B. Eiern, Nüssen, Samen, Sprossen oder Milchprodukten zu kombinieren. Dazu isst er reichlich Fett und als Beilage Gemüse. Er braucht viel Kalzium, es steckt u. a. in Hartkäse, Nüssen, Algen, Brennnesseln, Sesam, Chia, Leinsamen und Kresse.

- ● 30–40 Prozent eiweißreiche Lebensmittel
- ● 30–40 Prozent fettreiche Lebensmittel
- ● 20–30 Prozent kohlenhydratreiche Lebensmittel

Folgendes ist für den Eiweißtyp nicht geeignet und kann das Abnehmen behindern:

Kohlenhydrate

Der Eiweißtyp verdaut auch komplexe Kohlenhydrate sehr schnell und neigt zu starken Blutzuckerschwankungen, die zu Heißhunger führen (siehe „Glykämischer Index und glykämische Last" Seite 62).

Früchte, Frucht-Smoothies, Fruchtsäfte und Softdrinks

Diese enthalten viel Kalium und Zucker und führen beim Eiweißtyp zu Heißhunger. Besonders Zitrusfrüchte werden von ihm schlechter vertragen.

Alkohol

Ist für keinen Stoffwechseltyp gut, besonders schlecht für den Eiweißtyp. Er regt kurzzeitig an, führt aber schnell wieder zu Heißhunger und Fetteinlagerung. Zudem hemmt er die Harnsäureausscheidung und kann zu Gicht führen.

Koffein

Koffeinhaltige Getränke wie Kaffee, Cola und Energydrinks bringen besonders den Eiweißtyp aus dem Gleichgewicht, da sie den Insulinspiegel erhöhen können und leichter hungrig machen.

Weizen und Gluten

Der Eiweißtyp verträgt Getreide am wenigsten, es kann zu Unverträglichkeiten führen und auch das Abnehmen erschweren.

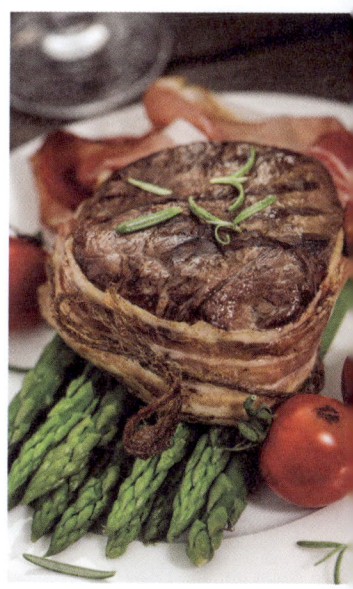

**Ideales Eiweißgericht:
Filet Mignon mit Spargel**

Einkaufsliste Eiweißtyp

EIWEISS 30–40%

Bio-Fleisch
Büffel*
Elch
Ente
Fasan
Gans
Huhn (Keule)
Innereien
Kalb
Kaninchen
Lamm
Pute (Keule)
Rind
Schwein
Strauß
Wild
Ziege

Bio-Fisch / Meeresfrüchte
Aal
Austern
Barsch
Brasse
Forelle
Garnelen
Hering
Hummer
Karpfen
Kaviar
Krebs
Lachs
Languste
Makrele
Muscheln
Sardellen
Sardinen
Seesaibling
Thunfisch
Tintenfisch

Bio-Milchprodukte
fettreich
Bergkäse
Brie
Camembert
Crème fraîche
Emmentaler
Feta
Gorgonzola
Gouda
Hüttenkäse
Joghurt, fett
Mozarella
Parmesan
Quark/Topfen, fett
Sahne/Obers
Saure Sahne/ Sauerrahm
Schafskäse
Schimmelkäse
Tilsiter
Ziegenkäse

Bio-Hülsenfrüchte*
Bohnen
Butterbohnen/ Fisolen
Erbsen
Erdnüsse
Kichererbsen
Linsen
Nattō
Tempeh

Bio-Pilze*
Austernpilze
Champignons
Shiitakepilze
Steinpilze
Waldpilze

Bio-Nüsse / Bio-Samen**
Chia
Haselnüsse
Hickorynüsse
Kürbiskerne
Leinsamen
Macadamia Nüsse
Mandeln
Paranüsse
Pekannüsse
Pinienkerne
Pistazien
Sesam
Sonnenblumen- kerne
Walnüsse

Eier
Hühnerei
Wachtelei

FETT 30–40%

Bio-Fette / Bio-Öle
Avocadoöl
Butter
Butterschmalz/ Ghee
Fischöl
Gänseschmalz
Olivenöl
Schweineschmalz
Sonnenblumenöl high oilic

KOHLEN-HYDRATE 20–30%

Bio-Getreide (wenig)
Amarant
Buchweizen
Dinkel
Grünkern
Hafer
Quinoa
Roggen
Wildreis

Bio-Obst
Apfel (nicht süß)
Avocado
Beeren (wenig)
Birne (nicht süß)
Grüne Banane
Kokosnuss
Oliven

Bio-Gemüse
Artischocken
Aubergine/ Melanzani
Blumenkohl/ Karfiol
Brennnessel
Chicoreé
Eisbergsalat
Feldsalat/ Vogerlsalat
Grüne Bohnen/ Fisolen
Grüne Erbsen
Karotten
Kopfsalat
Kürbis
Maiskolben
Okra
Portulak Gemüse
Radieschen
Rote Rübe
Schwarzwurzel
Sellerieknolle
Spargel
Spinat
Sprossen
Stangensellerie
Süßkartoffel
Topinambur
Yamswurzel

* sind auch Kohlenhydrate

** sind auch Fette

Speisenauswahl für den Eiweißtyp

Frühstück oder Essen im Büro

- Bauernomelette mit Spinat, Speck und Pilzen
- Rührei mit Bohnen oder Räucherlachs
- Brie mit Nüssen und Birne
- Ziegenkäse mit Olivenöl, Oliven und Artischocken
- Geräucherte Forelle mit Avocado
- Hering mit Gurken-Crème fraîche
- Sardinen mit Maiskolben
- Räucherlachs mit Ei und kleinem Butter-Roggenbrot
- Bratenaufschnitt mit Gemüse
- Roastbeef mit Rahm und Stangensellerie
- Bohnen oder Tempeh mit Portulak Gemüse
- Linsen-Dal und Champignons
- Avocado oder Spargel mit Kürbiskernen und Nüssen
- Fetter Topfen (Quark) mit Nüssen und wenig Beeren
- Apfel mit Frischkäse, Nussmus und Zimt

Hauptspeisen

- Karfiolsuppe (Blumenkohlsuppe) mit Ei und Pilzen
- Leberknödelsuppe
- Gebratene Blutwurst mit Sauerkraut
- Gebratene Kalbsleber mit Vogerlsalat (Feldsalat)
- Beuschel mit Eisbergsalat
- Gebratene Gans/Ente/Hühnerkeulen mit Kürbisgemüse
- Rehragout mit Karottengemüse
- Wildschweinbraten mit Grünen Bohnen (Fisolen)
- Beef Tartar mit Portulak Gemüse
- Rindergulasch mit grünem Salat
- Gekochtes Rindfleisch mit Spinat und Süßkartoffeln
- Lachs mit Selleriestangen und Blumenkohl

- Makrele mit Roter Rübensalat (Roter Beetesalat)
- Gebackener oder gebratener Karpfen mit Salat
- Muscheln mit Salat
- Chili con Carne mit Vogerlsalat (Feldsalat)
- Bohnen-/Linseneintopf (mit Speck) und Chicorée Salat
- Dal aus Beluga-Linsen mit Kürbis und Champignons
- Überbackener Karfiol mit Hummus und Nüssen
- Gebratene Pilze mit Erbsen, Nüssen und Samen
- Frittata mit Spargel und Hummus
- Topfensoufflé (Quarksoufflé) mit Sahne zuckerfrei

Im Restaurant

Wählen Sie eine Portion Eiweiß mit einer Portion Gemüsebeilage, z. B. Fisch mit gebratenem Gemüse, Steak mit Salat oder ein Linsen-Gemüseeintopf. Ideal ist ein Steak- oder Fisch-Restaurant oder ein Genuss-Wirtshaus.

Unterwegs

Nehmen Sie sich eine Packung Nüsse mit; ein gekochtes Ei und getrocknetes Rindfleisch; Falafel mit Hummus. Oder bereiten Sie zu Hause einen Shaking Salad zu mit Rinderschinken, Bohnen und Gemüse, oder einen Spinat-Schafskäsestrudel.

 Buchbonus 5

So viel Eiweiß steckt in pflanzlichen und tierischen Eiweißquellen: Liste zum Download auf www.jungbrunneneffekt.com mit dem Passwort jungbrunnen2 abrufen.

Der Kohlenhydrattyp

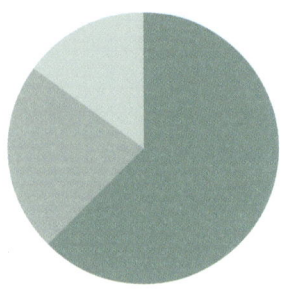

- 60–65 Prozent kohlenhydratreiche Lebensmittel
- 15–30 Prozent eiweißreiche Lebensmittel
- 15–20 Prozent fettreiche Lebensmittel

Was dem Kohlenhydrattyp sehr gut bekommt

Der Kohlenhydrattyp kann aus Beilagen wie Getreide und Gemüse eine Hauptspeise machen. Gut tun ihm auch Hülsenfrüchte, frische Gemüsesäfte/-smoothies und kaliumreiche Lebensmittel (Obst und Gemüse). Bei Fleisch greift er am besten zu magerem Geflügel (Hühnerbrust) oder fettarmen Weißfischen (Scholle, Dorsch, Zander etc.).

Folgendes ist für den Kohlenhydrattyp nicht geeignet und kann das Abnehmen behindern:

Zu viel Fett, Purine und Eiweiß

Vor allem Innereien, fettes Fleisch, fette Fische und Schmalz, auch rotes Fleisch tut ihm nicht gut. Es macht ihn entweder müde oder hyperaktiv und reizbar und lässt ihn zunehmen.

Zu viel Zucker

Obwohl er Kohlenhydrate besser als andere verträgt, sollte auch er zu Lebensmitteln mit geringer glykämischer Last (Blutzuckerwirkung siehe Seite 63) greifen, oder er kombiniert diese mit Eiweiß, um die Zuckerwirkung zu verlangsamen. Denn auch er kann durch zu viel Zucker zunehmen.

Zu viele Milchprodukte

Vor allem fettreiche Milchprodukte können diesen Typus ins Ungleichgewicht bringen.

Zu viele Nüsse

Sie sind zwar purinfreies Eiweiß, enthalten aber auch viel Fett, daher am besten Nüsse mit Obst oder Gemüse mischen.

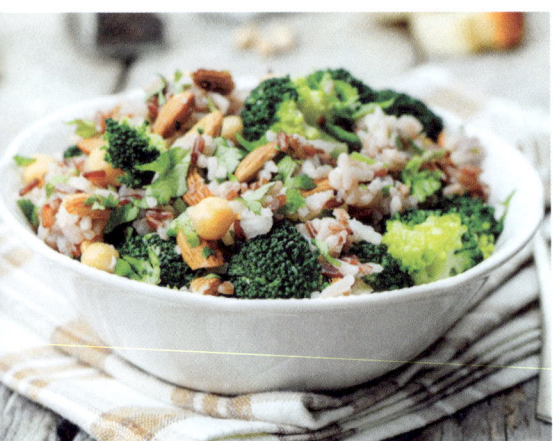

Kohlenhydratreiche Brokkoli-Kichererbsen-Bowl mit Mandeln, weißem und rotem Reis

Einkaufsliste Kohlenhydrattyp

EIWEISS 15–30%

Bio-Fisch mager
Barsch (Fluss-, See-)
Dorsch/Kabeljau
Flunder
Hecht
Heilbutt
Schellfisch
Scholle
Seelachs
Seezunge
Snapper
Steinbutt
Thunfisch (hell)
Wels
Zander

Bio-Milchprodukte
fettarm
Buttermilch
Feta
Naturjoghurt, fettarm
Käse, fettarm
Kefir
Molke
Mozzarella
Quark/Topfen, mager
Ricotta
Sauermilch
Sauere Sahne/
   Sauerrahm
Schafskäse
Ziegenkäse

Bio-Fleisch
Huhn (Brust)
Pute (Brust)
Strauß

Bio-Hülsenfrüchte*
Bohnen
Erbsen
Erdnüsse
Kichererbsen
Linsen
Nattō
Tempeh

Bio-Pilze*
alle Pilze

Bio-Eier
Hühnerei
Wachtelei

Bio-Nüsse /
Bio-Samen**
Cashewkerne
Chia
Hanfsamen
Haselnüsse
Hickorynüsse
Kürbiskerne
Leinsamen
Macadamia Nüsse
Mandeln
Maroni
Paranüsse
Pekannüsse
Pinienkerne
Pistazien
Sesam
Sonnenblumenkerne
Walnüsse

FETT 15–20%

Bio-Fette / Bio-Öle
Avocadoöl
Butter
Butterschmalz/Ghee
Fischöl
Kokosöl
Leinöl
Olivenöl
Sonnenblumenöl
   high oilic

KOHLEN-HYDRATE 60%

Bio-Getreide
Amarant
Buchweizen
Couscous
Dinkel
Gerste
Grünkern
Hafer
Hirse
Polenta
Quinoa
Reis (alle Sorten)
Roggen
Weizen
Wildreis

Bio-Gemüse
Aubergine
Blattsalate
Brokkoli
Chinakohl
Eisbergsalat
Endiviensalat
Feldsalat/
   Vogerlsalat
Fenchel
Frühlingszwiebel
Grünkohl
Gurke
Karotte
Kartoffel
Knoblauch
Kohlrabi
Kohl
Kraut
Kürbis
Mangold
Okra
Pak coi
Paprika
Pfefferoni
Portulak Gemüse
Radiccio
Radieschen
Rosenkohl/
   Kohlsprossen
Rote Rübe
Rucola
Schwarzwurzel
Sellerieknolle
Stangensellerie
Süßkartoffel
Tomate
Zucchini
Zwiebel

Bio-Obst
Apfel
Aprikose/Marille
Avocado
Banane
Birne
Blaubeeren/
   Heidelbeeren
Brombeeren
Dattel
Erdbeeren
Feige
Granatapfel
Guave
Himbeeren
Holunderbeeren
Honigmelone
Johannisbeeren
Kaki
Kirsche
Kiwi
Kokosnuss
Kumquat
Litschi
Mango
Moosbeeren
Nektarine
Oliven
Papaya
Pfirsich
Pflaume
Preiselbeeren
Rhabarber
Stachelbeeren
Trockenfrüchte
   (wenig)
Wassermelone
Weintrauben
Zitrusfrüchte
Zuckermelone
Zwetschke

* sind auch Kohlenhydrate

** sind auch Fette

Speisenauswahl für den Kohlenhydrattyp

Frühstück oder Essen im Büro

- Polenta mit Rührei und Gemüse
- Weiches Ei mit Gebäck und Gemüse
- Shaking Salad mit Gemüse, Ei und Hirse
- Brot mit Hüttenkäse und Sprossen
- Wrap mit Feta und Gemüse
- Couscous mit Gemüse und Huhn
- Gebratene Hühnerbruststreifen mit Salat
- Hummus mit Dinkelbrot und Gemüse
- Bohnen-Gemüse-Eintopf
- Amarantmüsli mit Obst und Nüssen
- Fruchtmus mit Nüssen und Kokosjoghurt
- Hafer-Porridge mit Apfel und Mandeln
- Hirse/Polentabrei mit Chiasamen und Früchten
- Milchreis mit Marillen (Aprikosen)
- Pancakes mit Obst

Hauptspeisen

- Frittaten- oder Grießnockerlsuppe
- Erbsensuppe mit Nockerln
- Gemüsekraftsuppe mit Tempeh
- Hühnersuppe mit Knöderl und Gemüse
- Linsen-Dal mit Gemüse und Fladenbrot
- Kichererbseneintopf mit Gemüse
- Chili con Carne mit Hühnerfleisch und Gemüse
- Eierspeise mit Gemüse und Süßkartoffeln
- Eiernockerl mit Gemüse
- Knödel mit Ei und Salat
- Quiche mit Gemüse
- Nudel-Gemüse-Huhn-Salat
- Gemüse-Getreidelaibchen
- Porridge pikant mit Gemüse
- Hühnerbruststreifen mit Ananas, Salat und Toast
- Putengeschnetzeltes mit Gemüsereis
- Gebratener Zander mit Kartoffeln

- Gedünsteter Fisch mit Gemüse und Polenta
- Palatschinken pikant oder süß
- Grieß/Hirse-Auflauf mit Obst und Nussmus
- Kaiserschmarren mit Kompott

Im Restaurant

Wählen Sie eine Kohlenhydratportion wie z. B. ein Gemüse-Getreidegericht mit einer kleinen Portion magerem Protein (z. B. gebratener magerer Fisch mit gekochtem Gemüse und Kartoffeln, Curryhuhn mit Reis, Eiernockerln oder Linseneintopf). Ideale Lokale sind indische, chinesische, vegetarische oder vegane Restaurants.

Unterwegs

Nehmen Sie sich Obst und Nüsse mit; ein gekochtes Ei mit Gemüsesticks; Hirse- oder Quinoa-Gemüselaibchen; Hummusaufstrich mit Gemüsesticks und Dinkelweckerl; Shaking Salads mit Gemüse, Getreide und Huhn oder Hülsenfrüchte im Glas.

Kichererbsen-Tomaten-Couscous-Salat mit Petersilie

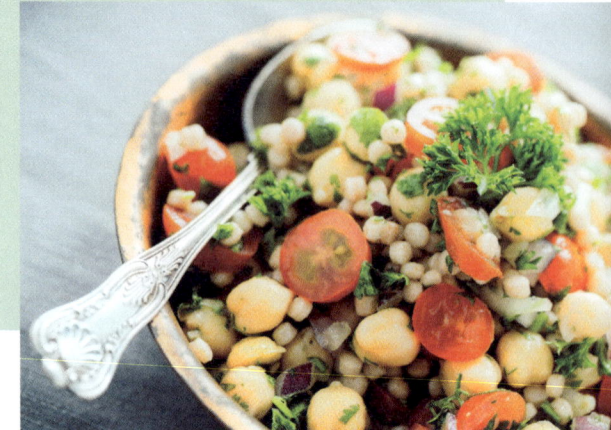

Der Mischtyp

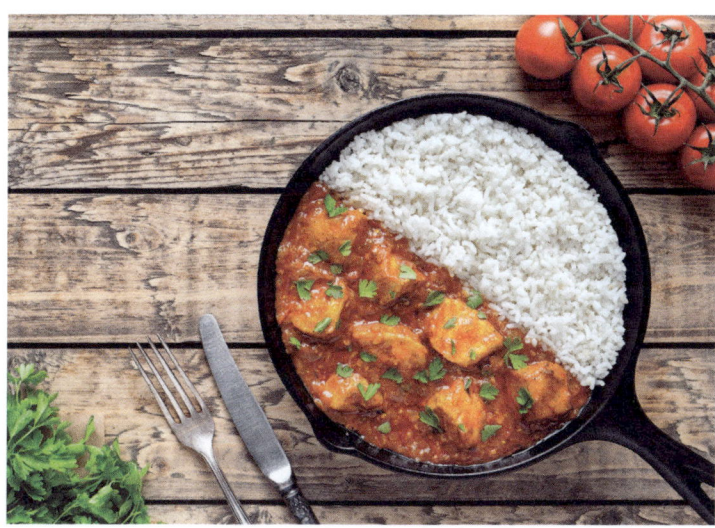

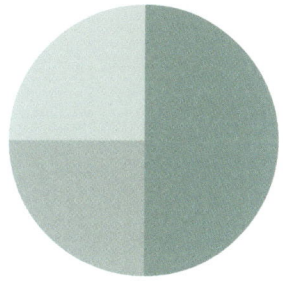

- 50 Prozent kohlenhydratreiche Lebensmittel
- 20–30 Prozent eiweißreiche Lebensmittel
- 20–30 Prozent fettreiche Lebensmittel

Indische und chinesiche Gerichte machen den Mischtyp glücklich.

Was dem Mischtyp gut bekommt

Der Mischtyp isst ausgewogen und vielfältige Nahrungsmittel aus der Eiweiß- und der Kohlenhydrattypliste. So nimmt er alle Nährstoffe in einem ausgewogenen Verhältnis zu sich. Etwa einmal pro Tag braucht er tierisches Eiweiß, am besten pendelt er dabei zwischen Eiern, Fleisch (alle Sorten), Fisch und Käse.

Was dem Mischtyp nicht gut tut

Das Wichtigste für ihn ist, sich keinesfalls einseitig oder nach Trennkost zu ernähren.

Er sollte bei den Mahlzeiten Kohlenhydrate nie ohne Fett und Eiweiß essen; wenn er nach dem Essen mit Heißhunger reagiert, sollte er zu mehr Eiweiß greifen. Achtung auch auf all die nicht so geeigneten Lebensmittel für den Eiweiß- und Kohlenhydrattyp, denn auch der Mischtyp kann darauf unangenehm reagieren und zunehmen.

Der Mischtyp hat die größte Nahrungsmittelauswahl und kann sich an beiden Lebensmittellisten (Eiweiß- und Kohlenhydrattyp) orientieren und dabei abwechseln.

Speisen für den Mischtyp

Frühstück oder Essen im Büro

- Bauernomelette mit Gemüse und Gebäck mit Butter
- Rührei mit Räucherlachs und Kartoffeln
- Brie mit Nüssen/Birne und Butterbrot
- Couscous-Salat mit Schafskäse
- Kräutertopfen (Kräuterquark) mit Roggenbrot
- Gemüse mit Ziegenkäse überbacken und gerösteten Kürbiskernen
- Gemüselaibchen mit Rahm-Dip
- Griechischer Salat mit Fladenbrot
- Hummus mit Falafel und Gemüse
- Bohneneintopf mit Mais
- Radicchio-Salat mit Lachs und Walnüssen
- Hering mit Gurken-Crème fraîche und getoastetem Brot
- Roastbeef mit buntem Gemüse
- Haferporridge/Grießbrei mit Nussmus und Obst
- Grießbrei mit Nüssen

Hauptspeisen

- Gemüsecremesuppe mit Schafskäse oder Lachs
- Bohnensuppe mit Gemüse und Speck
- Frittata mit Spargel und Süßkartoffeln
- Pilzrisotto mit Erbsen
- Vollkornnudeln mit Tomaten und Frischkäse
- Blutwurst gebraten mit Sauerkraut und Kartoffeln
- Ente mit Rotkraut und Kartoffelknödel
- Faschiertes (Hackfleisch) mit Kartoffelpüree und Roter Rübensalat
- Beef Tartar mit Gemüse und Toast
- Gebratene Zucchini mit Faschiertem, Feta und Oliven
- Gebratene Kalbsleber mit Gemüse und Polentaschnitte

- Rehragout mit Pilzen und Knödel
- Rindergulasch mit Nockerln und Salat
- Hirsesalat mit Huhn
- Lasagne mit Salat
- Gebratene Forelle mit Kartoffeln und Salat
- Lachs mit Gemüse und Reis
- Pasta mit Fisch und Gemüse
- Überbackenes Gemüse mit Portulak Gemüse
- Linsen (mit Speck) und Knödel
- Dal aus Beluga-Linsen mit Gemüse
- Topfenauflauf (Quarkauflauf) mit Zwetschkenröster

Im Restaurant

Sie können in Lokalen meist aus der gesamten Speisekarte wählen, achten Sie nur darauf, dass genug Eiweiß dabei und das Gericht ausgewogen ist. Klassische Wirtshäuser, indische, griechische, japanische und vegetarische Lokale sowie auch Steak-Restaurants sind empfehlenswert.

Unterwegs

Nüsse mit Obst; Käse mit Gemüse und Brot; Hummusaufstrich mit Gemüse; Gemüse-Käse-laibchen; Shaking Salads mit Fisch, Gemüse und Nudeln oder mit Huhn und Gemüsereis oder Bohnen mit Gemüse und Hirse im Glas.

Spinat-Lachs-Quiche mit Wiesenkräutern

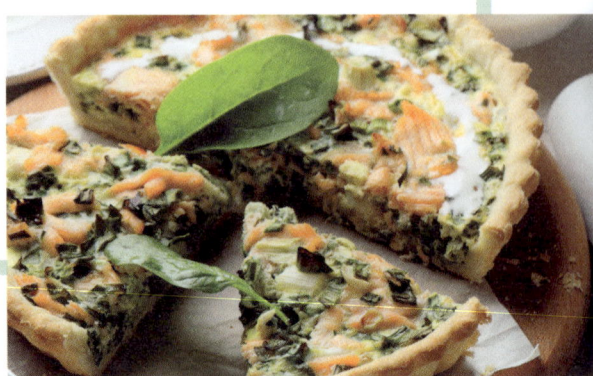

Finden Sie Ihren persönlichen Stoffwechseltyp

1. Machen Sie den Stoffwechseltyp-Test aus Band 1 und nehmen Sie das Ergebnis als Ausgangspunkt. Oder wählen Sie aus den drei vorgestellten Typen jenen aus, zu dem Sie sich am meisten hingezogen fühlen.

2. Orientieren Sie sich an der zugehörigen Stoffwechseltyp-Nahrungsmittelliste und besorgen Sie sich die angeführten Nahrungsmittel.

3. Nehmen Sie die Produkte immer in Bio-Qualität, so vermeiden Sie unnötige Zusatzstoffe und Spritzmittel und unterstützen artgerechte Tierhaltung.

4. Bereiten Sie sich drei Tage lang Gerichte mit dem empfohlenen Eiweiß-, Kohlenhydrat- und Fett-Verhältnis zu und achten Sie auf Ihr Körpergefühl.

5. Trinken Sie zusätzlich in den nächsten Tagen nur Wasser, Tee oder schwarzen Kaffee; keine Softdrinks, Fruchtsäfte, süßschmeckende oder alkoholische Getränke.

6. Notieren Sie im Ernährungsprotokoll* für sechs bis neun Tage, wie Sie sich zwei bis drei Stunden nach einer Mahlzeit fühlen. Fühlen Sie sich besser, sind satt, verspüren keinen Heißhunger auf Süßes, haben mehr Energie, sind emotional gut drauf und geistig fit? Dann passt die Ernährung zu Ihnen und Sie haben Ihren Stoffwechseltyp gefunden. Ernähren Sie sich weiterhin auf diese Weise.

7. Wenn Sie sich hingegen hungrig fühlen, Heißhunger verspüren, zu wenig Energie haben, nervös oder müde, erschöpft, langsam, verwirrt, unkonzentriert, depressiv, reizbar oder ängstlich sind, dann nehmen Sie drei Tage lang mehr Fett und/oder Eiweiß aus Ihrer Stoffwechseltypliste zu sich. Notieren Sie Ihre Beobachtungen wie in Punkt 6.

8. Sollten Sie sich immer noch nicht optimal fühlen (meistens betrifft das den Kohlenhydrattyp), dann greifen Sie die nächsten drei Tage zu mehr Kohlenhydraten und verringern den Eiweiß- und Fettanteil. Die Prozentverteilung der Nährstoffe kann somit variieren, denn jeder Mensch ist einzigartig und hat seinen persönlichen Stoffwechsel.

9. So können Sie Schritt für Schritt erkunden, was Ihnen guttut und Sie sich satt, ausgeglichen, leistungsfähig und zufrieden fühlen. Dann haben Sie es geschafft – Sie haben Ihre persönliche typgerechte Ernährung gefunden!

* Holen Sie sich das Ernährungsprotokoll aus Band 1. Auch als Download im Buchbonusbereich abrufbar.
www.jungbrunneneffekt.com
Passwort: jungbrunnen2

Fröstelnd bis hitzig

Wie die Ernährung nach Yin und Yang ausgleichend wirkt

Beim Fasten und Abnehmen kann es vorkommen, dass man friert oder zu kalten Händen oder Füßen neigt. Andere empfinden Hitze und beginnen zu schwitzen. Ernährung nach der Traditionellen Chinesischen Medizin (TCM) hat in China 3.000 Jahre Tradition. Man weiß um die therapeutische Wirkung der Lebensmittel und die Bedeutung ausgewogener Ernährung für das Wohlbefinden. Die TCM gleicht aus, hilft bei der Gewichtsregulierung und unterstützt beim Intervallfasten.

Yin und Yang

Unser Körper ist stets bestrebt, einen Ausgleich zwischen Gegensätzen wie Hitze und Kälte, Aktivität und Entspannung, Einatmen und Ausatmen zu schaffen. Das TCM-Symbol Yin und Yang entspricht diesem Polaritätsprinzip. Die dunkle Fläche repräsentiert Yin, die helle Fläche Yang. Gesund sein heißt, Yin und Yang im Gleichgewicht zu halten. Ein gesundes Yin zu haben verleiht die Fähigkeit zu entspannen, erholsamen Schlaf zu finden und gute Nerven zu bewahren. Auf der psychischen Ebene entspricht das Yin Gelassenheit, Geduld und Zurückhaltung. Ein gesundes Yang wiederum steht für Leistungsstärke, Dynamik, gute Verdauung und starke Abwehrkraft. Im Zusammenhang mit der Psyche entspricht ein starkes Yang Konzentration, Elan und Willenskraft, starker Ausstrahlung sowie Lebensfreude und Mut, die Herausforderungen des Lebens anzunehmen.

Heiße Suppe oder erfrischendes Getränk

Menschen, die kälteempfindlich sind und sich nach Wärme sehnen, sind energetisch meist im Yin-Zustand. Sie sind eher müde, leiden unter kalten Händen und Füßen. Sie fühlen sich nach einer heißen Suppe oder einer Tasse Tee gestärkt. Hitzige Menschen sind Yang-betont. Ihnen ist oft heiß, sie bevorzugen die kühlere Jahreszeit, lieben frische und kühle Speisen und erfrischende Getränke.

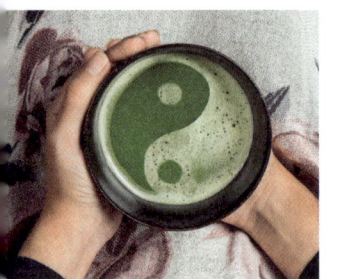

Die innere Temperatur mit Ernährung nach TCM regulieren. Matcha-Tee kühlt z. B. ab und ist besonders an heißen Sommertagen geeignet.

Traditionelle Chinesische Medizin, Ernährungsmedizin und Zirkadianforschung

D as jahrtausendalte Erfahrungswissen der TCM wird von den Erkenntnissen der Zirkadianforschung belegt. Laut TCM stärkt jedes Lebensmittel ein bestimmtes Organsystem. Je nach Geschmack führt es dem Organsystem Energie zu, und entsprechend seiner thermischen Eigenschaft (Yin/Kälte oder Yang/Hitze) kühlt oder wärmt es alle zu diesem System gehörenden Organe. Richtig eingesetzt, heilt Nahrung energetisches Ungleichgewicht und fördert damit unsere Lebenskraft. Die TCM-Organuhr gibt an, wann der Energiefluss durch ein Organ am größten ist. Um diese Zeit erhält das entsprechende Organ eine Extraportion Energie, und zwölf Stunden zeitversetzt ist der Energiefluss am geringsten.

Die Verdauungsorgane Magen und Milz-Pankreas haben somit zwischen 7 und 11 Uhr ihre stärkste Zeit. Zwölf Stunden später, abends zwischen 19 und 23 Uhr hingegen die schwächste Energie. Das bedeutet, dass ein Essen am Vormittag besser in Energie umgewandelt wird als ein spätes Nachtmahl. Dieses wird schwächer verdaut, der Blutzuckerspiegel bleibt länger hoch, was zu Übergewicht führen kann. Hier erkennen wir, dass dieses jahrtausendalte Erfahrungswissen im Einklang mit dem Wissen der zirkadianen Uhr steht. Die neuere Zirkadianforschung belegt eindeutig das jahrtausendealte Erfahrungswissen der TCM.

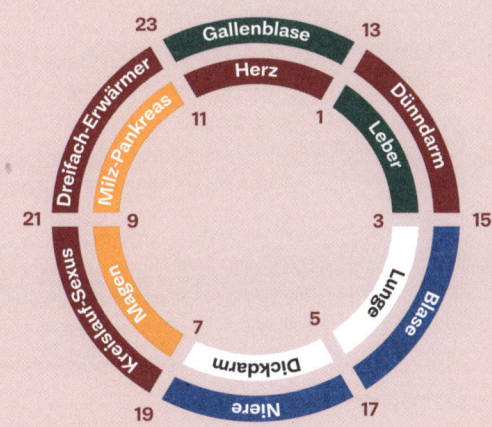

Nach dem inneren Rhythmus leben, im Einklang mit der TCM-Organuhr und deren Meridianen.

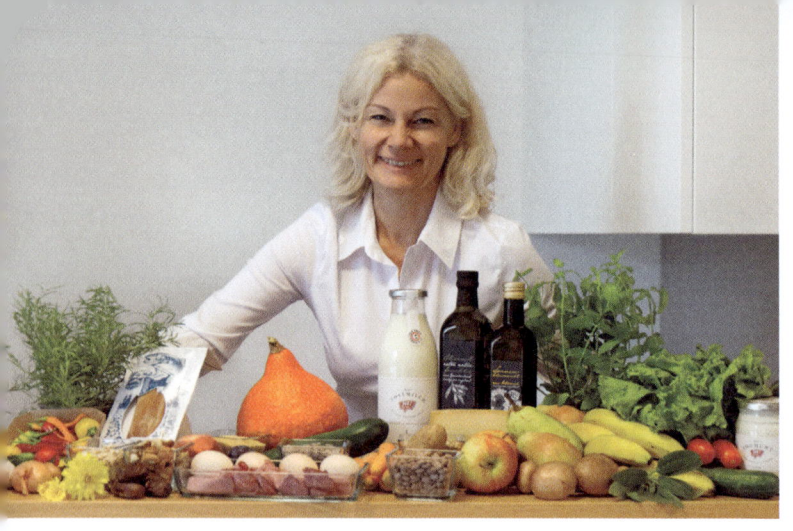

Lebensmittel und ihre thermische Wirkung im Verlauf (von Yang/thermisch heiß, links im Bild, zu Yin/thermisch kalt, rechts im Bild)

Thermische Wirkung von Nahrungsmitteln

Wenn Sie an einem heißen Sommertag eine Melone genießen, werden Sie die angenehm kühlende Wirkung spüren. Beißen Sie in eine Chilischote oder trinken Sie an kalten Tagen einen Ingwer-Zimt-Tee, wird dies Ihren Körper wärmen. An diesen Beispielen sieht man, dass jedes Nahrungsmittel eine spezifische thermische Energie besitzt, die unabhängig von der Temperatur sein kann, mit der es gegessen/getrunken wird. Sie wird in der chinesischen Ernährungslehre in fünf Niveaus eingeteilt: heiß (viel Yang), warm (Yang), neutral, kühlend/erfrischend (Yin) oder kalt (viel Yin).

Kalte Nahrungsmittel (viel Yin): Tomaten, Gurken, Bananen, Südfrüchte, Joghurt, Salz, Algen, Baldrian-, Schafgarbentee oder Wasser. Sie kühlen den Körper, bieten im Sommer den nötigen Ausgleich und schützen vor übermäßiger Hitze. Regelmäßig im Winter gegessen, führen sie jedoch zu Energiemangel und Infektanfälligkeit.

Kühlend/Erfrischende Nahrungsmittel (Yin): die meisten Salatsorten, Weizen, Gerste, Buchweizen, Apfel, Birne, Beeren, Sauerkraut, Champignons, Brokkoli, Zucchini, Sauerrahm, Mozzarella, fermentierte Milchprodukte und Pfefferminze – sie kühlen, beruhigen die Nerven, sind gut bei Verstopfung und trockener Haut. Während der Sommermonate sind sie besonders zu empfehlen, da sie Austrocknung verhindern.

Achtung mit Nahrungsmitteln aus der Kategorie „kalt" und „kühlend/erfrischend": Vermeiden Sie diese bei Blähungen, Durchfall, Depressionen, Übergewicht, Wassereinlagerungen im Gewebe und häufigen Erkältungen.

Neutrale Nahrungsmittel: Karotten, Kartoffel, Reis, Hülsenfrüchte, alle Kohlsorten, Erbsen, Nüsse, Rindfleisch, Polenta, Dinkel, Roggen, Amarant, Eier, Käse, Kuhmilch, Öle, Fette, Süßwasserfische. Sie bauen Qi (Lebensenergie) auf und wirken harmonisierend auf den Körper, gleichen aus und wirken unterstützend für die Verdauung.

Warme Lebensmittel (Yang): die meisten Kräuter und Gewürze (Lorbeer, Thymian, Rosmarin, Oregano), Seefische, Hühnerfleisch, Wildfleisch, Schaf- und Ziegenmilchprodukte, Hafer, Grünkern, Fenchel, Lauch, Zwiebel, Marillen, Rosinen, Pfirsiche, Kirschen, Kaffee, Kakao, Mohn, Walnüsse, Erdnüsse und Kren. Sie wärmen, unterstützen das Qi und können somit zu jeder Jahreszeit genossen werden. Nur an besonders heißen Tagen und bei innerer Hitze sollten sie reduziert werden.

Heiße Nahrungsmittel (viel Yang): Wild, Lammfleisch, scharfe Gewürze, Knoblauch, Chili, Ingwer und Zimt erwärmen und schützen den Körper im Winter vor Kälte. Bei Kälteempfinden ist die regelmäßige Aufnahme kleiner Mengen „heißer" Nahrung sehr wirksam. In großen Mengen und im Hochsommer bewirkt „heiße" Nahrung allerdings rasch innere Hitze.

Vorsicht mit Nahrungsmitteln aus der Kategorie „warm" und „heiß" bei: Sodbrennen, Verstopfung, Hautproblemen, Migräne, Unruhe und Entzündungen.

Durch den Einsatz verschiedener Kochmethoden oder Zutaten kann die thermische Wirkung verändert werden. Durch Blanchieren, sehr kurzes Kochen und durch die Kombination mit „kühlenden/erfrischenden" Zutaten wie Südfrüchten, Algen, Sprossen und Joghurt kann eine Speise „yinisiert" werden und somit kühlend wirken. Durch Grillen, Braten, Räuchern, Backofenzubereitung und Verwendung von scharfen Gewürzen wird ein Gericht „yangisiert". Vor allem im Winter und bei Kältezuständen hat diese Zubereitung großen Nutzen, da sie Qi und Wärme in den Körper bringt.

Sind Sie eher ein Yin- oder Yang-Typ?

Finden Sie mit diesem Test heraus, welcher Typ Sie sind und welche Lebensmittel Ihre Energie regulieren können. Kreuzen Sie die Antwort an, die stärker auf Sie zutrifft und addieren Sie die Punkte.

A (jeweils 1 Punkt)	**B (jeweils 0 Punkte)**
Ich schwitze viel und mir wird rasch heiß.	Mir ist oft kalt, ich habe manchmal kalte Füße oder Hände und ich brauche immer viel zum Anziehen.
Bei Schmerzen mag ich keinen Druck und keine Wärme auf der Schmerzgegend.	Bei Schmerzen verschaffen mir Druck und Wärme Erleichterung.
Ich bin sehr impulsiv, aufgeweckt und rede gerne viel und laut.	Ich ziehe mich gerne zurück und meine Stimme ist eher leise.
Meine Haut ist eher trocken.	Meine Haut ist nicht trocken. Ich neige eher zu angeschwollener Haut und Cellulitis.
Ich bin oft überdreht und kann nicht zur Ruhe kommen.	Ich lege mich gerne hin, lese ein Buch und genieße die Ruhe.
Ich trinke gerne kalte Getränke.	Warme Getränke und Suppen bevorzuge ich mehr.
Kühlere Jahreszeiten und kühle Klimazonen mag ich besonders gerne.	In den warmen Jahreszeiten und in Urlaubsländern fühle ich mich besonders wohl.
Ich bin oft überdreht, brauche viel Bewegung und neue Abenteuer.	Meine Bewegungen sind eher langsam und ruhig und ich bin manchmal müde.
Ich bin schnell begeistert, reaktiv und experimentierfreudig.	Zu meinen Eigenschaften zählen eher Zurückhaltung, Gelassenheit und Besinnlichkeit.

Auswertung

1–3 Punkte: Yin-Typ: Ihr Schwerpunkt liegt eher auf der Yin-Seite.

Als Yin-Typ haben Sie ein großes Wärmebedürfnis, lieben warme Getränke, neigen eventuell zu kalten Füßen oder Händen und bevorzugen die warme Jahreszeit. Sie sind eher still, introvertiert und besinnlich. Yin-Typen sehnen sich nach Ruhe, können aber auch manchmal müde und lustlos sein. Mithilfe eines Yang-betonten Speiseplanes könnten Sie ihr Wohlbefinden schon in kurzer Zeit steigern.

- Versuchen Sie täglich zwei warme Mahlzeiten zu sich zu nehmen.
- Essen Sie vermehrt gekochte typgerechte Lebensmittel, verarbeiten Sie Früchte zu Kompott und trinken Sie gekochtes Wasser.
- Bereiten Sie sich regelmäßig warme Suppen zu. Lang gekochte Suppen – eine chinesische Tradition – spenden Ihnen genügend Wärme für den Tag und liefern dem Verdauungstrakt wertvolle Unterstützung für die Umwandlung der Nahrung.
- Vermeiden Sie Rohkost und Frischkornbrei für einige Zeit, vor allem in der kalten Jahreszeit.
- Yangisieren Sie ihre Gerichte: Essen Sie vermehrt „warme" Lebensmittel und vermeiden Sie „erfrischende" und „kalte" Nahrungsmittel. Wollen Sie auf diese Lebensmittel nicht verzichten, so kochen oder grillen Sie diese.

3–6 Punkte: Yin/Yang-Mischtyp: Ihr Körper weist sowohl Yin- als auch Yang-Merkmale auf.

Für Sie ist die Ausgewogenheit Ihrer Ernährung besonders relevant. Sollten Sie sich unausgeglichen fühlen, versuchen Sie folgende Tipps, um Ihr Wohlbefinden zu steigern:

- Nehmen Sie täglich typgerechte gekochte Mahlzeiten zu sich. Probieren Sie warmes Essen bestehend aus Komponenten wie Porridge oder Spiegelei und essen Sie langgekochte Kraftsuppen.
- Essen Sie öfters typgerechte Lebensmittel, die thermisch „neutral" sind.
- Meiden Sie hingegen zu scharfe Speisen, Lammfleisch und Alkohol.
- Rohkost, Frischkornbrei und Südfrüchte sollten Sie für einige Zeit weglassen, vor allem in der kalten Jahreszeit.
- Verfeinern Sie Ihre Gerichte mit vielen frischen Kräutern.

7–9 Punkte: Yang-Typ: Ihr Schwerpunkt liegt verstärkt auf der Yang-Seite.

Ihnen wird oft heiß und Sie lieben kühle Getränke und erfrischende Speisen. In der kühleren Jahreszeit fühlen Sie sich wohl. Sie sind eher impulsiv und extrovertiert. Yang-Typen sind manchmal überdreht, brauchen viel Bewegung und lieben laute Diskussionen. Mit einem Yin-betonten Speiseplan können Yang-Typen ihr Wohlbefinden schon in kurzer Zeit steigern.

- Bevorzugen Sie saftig gekochte typgerechte Lebensmittel. Sie brauchen vor allem viel Flüssigkeit und Feuchtigkeit. Dünsten und Dämpfen sind die richtigen Zubereitungsmethoden.
- Genießen Sie Gemüse- oder Fischgerichte anstatt Yang-betonte Fleischspeisen.
- Vermeiden Sie scharfe, heiße und gegrillte Speisen.
- Essen Sie etwas Erfrischendes und genießen Sie vor allem in der warmen Jahreszeit als Kohlenhydrattyp Melonen oder Südfrüchte und als Eiweißtyp Joghurt.
- Wählen Sie vermehrt „Kühlendes/Erfrischendes" wie Blattsalate und Pfefferminztee und vermeiden Sie „heiße" Lebensmittel wie Scharfes, Lamm und Wildfleisch.
- Zuviel Kaffee und Alkohol wirken austrocknend und sollten Sie weitgehend vermeiden.

So vermeiden Sie Heißhunger

Glykämischer Index und glykämische Last: Kohlenhydrate sind nicht gleich Kohlenhydrate!

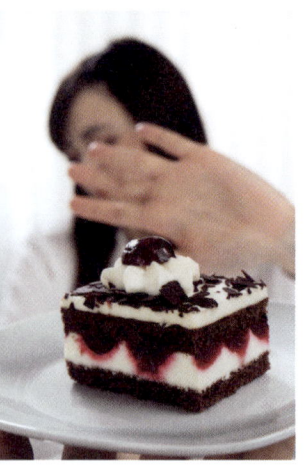

Weniger Zucker und raffinierte Kohlenhydrate reduzieren Heißhunger-Attacken und ungezügeltes Essen

Der glykämische Index (GI) beschreibt, wie sich der Verzehr eines kohlenhydrathaltigen Lebensmittels auf den Blutzuckerspiegel auswirkt. Ein niedriger GI bei Lebensmitteln ist wichtig, um Blutzuckerschwankungen und Heißhungerattacken zu vermeiden und hilft dabei, Gewicht zu verlieren.

Wann und warum bekommen wir leichter Heißhunger und nehmen schneller zu?

Ein hoher Verzehr von schnell resorbierbaren bzw. leicht aufschließbaren (= schnell zu Glukose abgebauten) Kohlenhydraten, die in Lebensmitteln mit hohem glykämischen Index vorkommen, steht oft in Verbindung mit Gewichtszunahme. Sie führen zu einem raschen Anstieg des Blutzuckerspiegels. Dieser bewirkt eine hohe Insulinausschüttung, die den Zucker aus dem Blut in die Zellen bringt. Danach sinkt der Blutzuckerspiegel schnell ab, es folgen Unterzuckerung und Heißhunger. Zudem hemmt Insulin die Fettverbrennung. Es folgt der erneute Griff zu Süßem, Schokolade oder Nudeln, um den Blutzucker zu heben – und schon ist die nächste Unterzuckerung vorprogrammiert.

Nahrungsmittel mit einem niedrigen GI hingegen führen zu einem weitaus geringeren Anstieg des Blutzuckerspiegels. Kohlenhydrate gelangen langsamer ins Blut. Ein stabiler Blutzuckerwert führt zu einem länger anhaltenden Sättigungsgefühl. Bei Krankheiten wie Adipositas, Diabetes und Fettstoffwechselstörungen ist die Berücksichtigung der Blutzuckerwirkung von großer Bedeutung.

Die glykämische Last (GL) berücksichtigt neben dem GI auch, wie viele Kohlenhydrate in einer typischen Portion stecken.

Es gibt eigene GI- und GL-Nahrungsmittellisten, die zeigen, ob Lebensmittel einen schwachen oder einen starken Anstieg des Blutzuckers bewirken. Wichtig ist dabei zu berücksichtigen, dass ein und dasselbe Lebensmittel je nach **Sorte, Reifezustand und Verarbeitung** unterschiedliche Werte haben kann.

Lebensmittel und ihre Blutzuckerwirkung (BZW)

Lebensmittel ohne BZW:

Wasser, Tee, frisches Fleisch, frischer Fisch, Eier, Speck, Fette, Öle, Käse

Lebensmittel mit geringer BZW:

Frisches Gemüse, gekochte und über Nacht ausgekühlte Kartoffeln (resistente Stärke), Beeren, Pilze, Nüsse, Samen, Milch, Joghurt, Topfen (Quark), Frischkäse, Hülsenfrüchte

Lebensmittel mit mäßiger BZW:

Obst, Vollkornbrot, Roggenvollkornbrot mit Sauerteig, ballaststoffreiches Knäckebrot, Vollkornnudeln (al dente), festkochende Kartoffeln, Wildreis, Hafer, Polenta

Lebensmittel mit hoher BZW:

Weißbrot, Brötchen, Toast, Baguette, Waffeln, Kekse, Gebäck, Kartoffelpüree, Pommes, Nudeln (weich gekocht), Reis, Trockenfrüchte

Lebensmittel mit sehr hoher BZW:

Cornflakes, Popcorn, Amarant gepufft, Schnellkoch-Instant-Reis, zuckerhaltige Getränke, Softdrinks, Limonaden, süßalkoholische Getränke, Puffreis, Bonbons, Zucker, Süßigkeiten, Salzstangen, Chips, Säfte

Kohlenhydrat- und zuckerreiche Lebensmittel mit mäßiger bis hoher Blutzuckerwirkung

Lebensmittel, die keine oder nur geringe Blutzuckerwirkung haben, sind für den Eiweißtyp ideal.

Lebensmittel mit sehr hoher Blutzuckerwirkung sollten Sie in geringen Mengen zu sich nehmen, das gilt für alle Stoffwechseltypen.

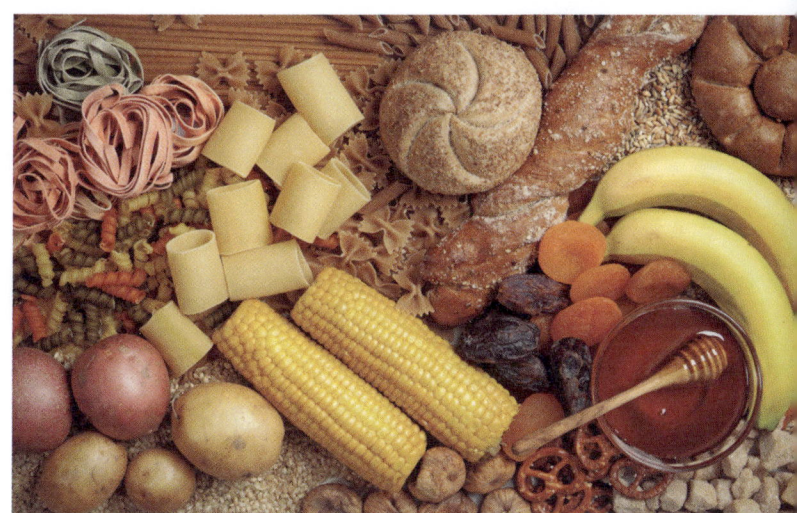

Leichter Abnehmen

Steigt der Blutzuckerspiegel nach dem Essen nicht so rasch und hoch an, werden Blutzuckerschwankungen und damit Heißhungerattacken vermieden. Greifen Sie daher besser zu Lebensmitteln mit niedriger Blutzuckerwirkung. Der Eiweißtyp neigt dazu, Kohlenhydrate schnell zu verdauen, womit der Blutzucker sehr schnell ansteigt, was wiederum schneller zu Heißhunger führt.

Halten Sie Ihren Blutzuckerspiegel in Balance

- Ballaststoffe: Sie verzögern die Magenentleerung, quellen auf und verlangsamen die Nährstoffaufnahme im Darm sowie die Blutzuckerwirkung.
- Fett und Eiweiß: Diese haben keinen direkten Einfluss auf den Blutzuckerspiegel. Essen wir sie in Kombination mit einer kohlenhydrathaltigen Mahlzeit, steigt der Blutzuckerspiegel weniger schnell an.
- Zubereitung (roh/gekocht): Kohlenhydrate aus rohen Lebensmitteln werden langsamer im Blut aufgenommen. Je länger die Garzeit von Kohlenhydraten (Nudeln, Kartoffeln, Getreide), desto intensiver wird Stärke in ihre einzelnen Zuckerbausteine aufgespalten. Teigwaren, die nur fünf Minuten (al dente) gekocht werden, haben einen geringeren Einfluss auf den Blutzuckerspiegel als Nudeln, die zehn Minuten oder noch länger kochen.

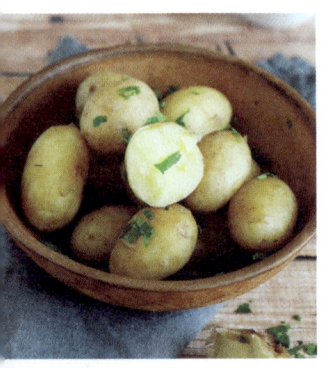

Die Abnehm-Kartoffel: gekocht und zwölf Stunden ausgekühlt

JUNGBRUNNEN-EFFEKT-PRAXIS-TIPP: GENIEßEN SIE DIE ABNEHM-KARTOFFEL

Kochen Sie Kartoffeln und lassen Sie diese über Nacht im Kühlschrank auskühlen. Durch diese Zubereitungsart wird im Darm weniger Zucker aus den Kartoffeln aufgenommen und Sie halten Ihren Blutzuckerspiegel niedrig. Hintergrund für diesen Effekt ist die sogenannte „resistente Stärke". Diese entsteht beim Abkühlen erhitzter, stärkehaltiger Lebensmittel wie eben bei Kartoffeln. Durch diese Zubereitungsart lagert sich ein Teil der Stärkemoleküle um, und es bilden sich kristalline Bereiche, die für die Verdauungsenzyme nicht zugänglich sind und nicht zu Zucker abgebaut werden. Durch diese Zubereitungsart sind sie beim Abnehmen erlaubt.

Vorsicht Fruktose!

Fruktose, auch Fruchtzucker genannt, kommt von Natur aus in Obst, Gemüse und in vielen künstlich gesüßten Lebensmitteln vor. Sie ist auch ein Bestandteil der Saccharose, unseres Haushaltszuckers. Dieser besteht zu 50 Prozent aus Fruktose und 50 Prozent Glukose.

Fruchtzucker schmeckt etwa 20 Prozent süßer als Haushaltszucker, daher benötigt man für den gleichen Süßgeschmack eine kleinere Menge. Das wäre vorteilhaft, doch hat Fruktose im Vergleich zu Glukose wenig Sättigungswirkung und man konsumiert dadurch mehr davon.

Bei der Verdauung gelangt die Fruktose aus dem Darm in die Leber, wird in Glukose umgewandelt und füllt die Glykogenspeicher auf. Bei einem Überschuss wird sie in Fett umgewandelt und kann die Leber verfetten – ein mittlerweile großes Gesundheitsproblem unserer Zeit. Zudem kann Fruktose zu erhöhten Blutfettwerten, insbesondere zu erhöhten Triglyzeriden und zu einem erhöhten Bauchfett führen. Fruktose soll auch die Harnsäure im Körper erhöhen und zu Gicht führen.

Auch Unverträglichkeiten gegen Fruchtzucker scheinen immer mehr zuzunehmen. Zudem ist Fruktose zu einem beliebten billigen Süßungsmittel in der Lebensmittelindustrie geworden und wird gerne in Limonaden, Eis, gesüßten Milchprodukten, Müsliriegeln, Marmeladen, Naschereien usw. zugesetzt.

Auch wenn es noch wenige aussagekräftige Studien am Menschen gibt, sieht man, dass Fruktose die Entwicklung einer Fettleber fördern und das Gichtrisiko erhöhen kann. Achten Sie also auf die Zutatenliste von gesüßten Lebensmitteln und vermeiden Sie diese. Der Eiweißtyp sollte darüber hinaus auch vorsichtig bei süßem Obst sein.

Achtung bei süßen Säften und süßen Obst-Smoothies – sie können reichlich Fruktose enthalten und sollten nur in Maßen genossen werden.

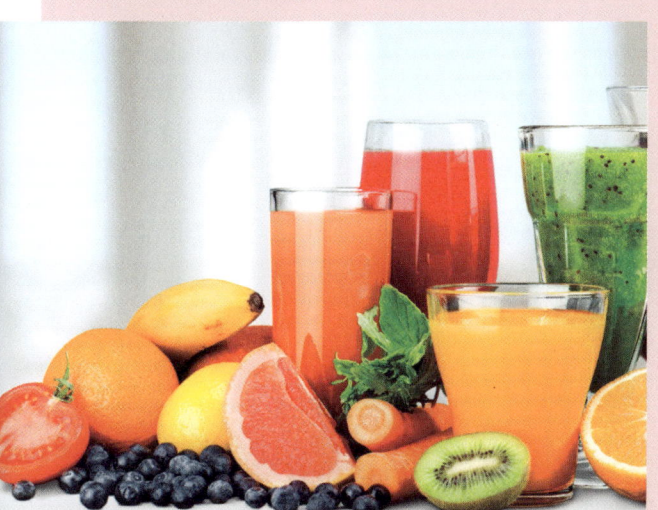

Die Vorteile einer ketogenen Ernährung

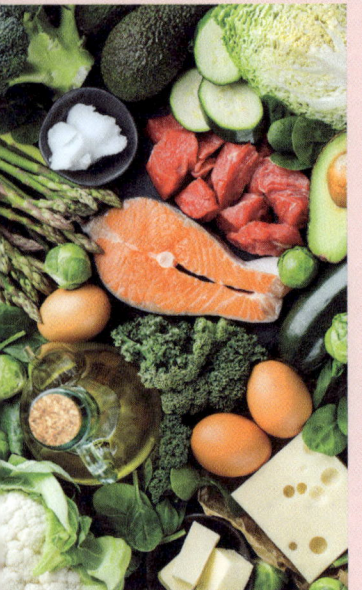

Ketogene Lebensmittel: grünes Gemüse, tierisches Eiweiß und reichlich Fett, natürlich nur aus biologischer Landwirtschaft

Ketogene Ernährung ist eine Art der Low-Carb-Ernährung (wenige Kohlenhydrate), besteht z. B. aus viel grünem Gemüse, einer handtellergroßen Portion Protein und mindestens zwei bis drei Esslöffeln Fett (Butter, Ghee, Kokosöl, Olivenöl). Diese Ernährung ist ideal für den Eiweißtyp.

Auf welchen Prozessen basiert ketogene Ernährung?

Wenn wir fasten, uns körperlich anstrengen oder eine ketogene Ernährungsweise einhalten, bildet die Leber aus Fettsäuren sogenannte Ketone. Ketone gelten als alternativer Treibstoff zu Glukose. Sie können vom Körper anstelle von Glukose als Energiequelle verwendet werden und erfüllen vielfältige positive Wirkungen im Körper.

Ab wann es zur Bildung von Ketonkörpern kommt, ist von Person zu Person unterschiedlich. Meist muss die Kohlenhydratzufuhr dazu auf weniger als 50 g pro Tag verringert werden. Die Fettzufuhr hingegen sollte deutlich auf 70–85 Prozent der täglichen Kilokalorienaufnahme erhöht werden. Der Proteinanteil hängt von individuellen Bedürfnissen ab und liegt bei 1–2 g Protein pro Kilogramm Körpergewicht.

Was sind die Vorteile?

Ketone führen zu wichtigen Reparatur- und Erneuerungsprozessen im Körper. Sie wirken entzündungshemmend und unterstützen beim Abnehmen. Ketonkörper liefern nicht nur Energie für unser Gehirn, sondern versorgen es auch optimal mit Energie, Schutz- und Baustoffen und regen die Bildung neuer Hirnzellen an. Zusätzlich hat ketogene Ernährung positive Effekte auf die Darmflora.

Ähnlich wie beim Fasten führt ketogene Ernährung auch dazu, dass fehlerhafte Immunzellen absterben und neue Zellen entstehen. Daher gewinnen die Ketone in der Vorbeugung und Behandlung von Gehirnerkrankungen, wie Alzheimer, Parkinson, MS und Epilepsie an Bedeutung. Diese Ernährungsweise wirkt zudem unterstützend, um einer Insulinresistenz vorzubeugen oder diese zu mindern und kann bei Herz-Kreislauferkrankungen und Migräne zur Besserung führen.

Wichtig: Bitte fragen Sie bei einer Ernährungsumstellung Ihren Arzt, ob eine ketogene Ernährung empfohlen ist.

Wunderwerk Darm und wie er zum Jungbrunnen verhilft

Wussten Sie, dass 100 Billionen Bakterien unseren Körper besiedeln? Die meisten davon befinden sich in unserem Darm und teilen sich auf mehr als 500 Bakterienarten auf. Der Darm ist das größte menschliche Organ, seine gefaltete Oberfläche umfasst insgesamt 300–400 m². Unser Verdauungstrakt besitzt 100 Millionen Nervenzellen und wird auch Bauch-Hirn genannt. 80 Prozent unseres Immunsystems sind in unserem Darm verankert. Im Darm spielen mehr als 20 Hormone eine wichtige Rolle, wie z. B. das Glückshormon Serotonin und das Schlafhormon Melatonin.

Darmbakterien schützen den Darm

Darmbakterien befinden sich direkt auf unserer Darmschleimhaut, leben in Symbiose mit ihr und schützen sie dadurch. Durch falsche Ernährung, künstliche Süßstoffe, chemisch-synthetische Spritz- und Düngemittel aus konventioneller Landwirtschaft, Zusatzstoffe, Dauerstress, Schlafmangel oder Medikamente kann der Darm aus dem Gleichgewicht geraten.

Ballaststoffe: Futter für unsere Darmbakterien

Gelangen Ballaststoffe in den Dickdarm, werden diese von den dafür zuständigen Darmbakterien verwertet. Sie bilden daraus u. a. das wichtige Butyrat (Buttersäure, eine kurzkettige Fettsäure), welches die Hauptenergiequelle für unsere Darmwand ist und diese gesund hält. Während dieses Prozesses sinkt der pH-Wert im Darm, das Wachstum krankhafter Keime wird vermindert und die Freisetzung von Entzündungsbotenstoffen gehemmt.

Reinigung fürs Gehirn

Die von den Darmbakterien gebildeten kurzkettigen Fettsäuren (Butyrat) dienen dem Gehirn als Energiequelle. Sie sind v. a. für die sogenannten Mikrogliazellen (spezielle Fresszellen/Makrophagen) im Gehirn relevant, die Schadstoffe und Ablagerungen beseitigen können.

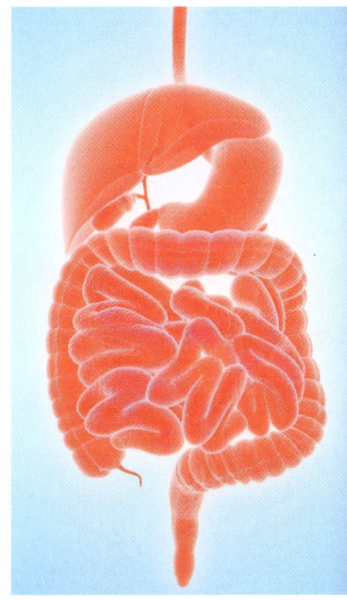

Ballaststoffe, probiotische Nahrungsmittel, die Berücksichtigung des zirkadianen Rhythmus und regelmäßiges Intervallfasten verhelfen zu einem gesunden Darm.

Schlankmacher- und Dickmacherbakterien

Unter den Darmbakterien befinden sich zwei große Gruppen: Bacteroidetes und Firmicutes. Bei Übergewicht kommt es häufig vor, dass Firmicutes überwiegen. Grund dafür ist, dass Firmicutes auch nichtlösliche Ballaststoffe verwerten können. Dadurch werden zusätzliche Kalorien aus der Nahrung in den Körper aufgenommen und verursachen Gewichtszunahme. Je mehr Zucker, Nudeln und andere Kohlenhydrate Sie zu sich nehmen, desto mehr wird das Wachstum dieser Bakterien gefördert. Lassen Sie Ihre Darmflora untersuchen und nehmen Sie bei Bedarf ein geeignetes Probiotika-Präparat.

Der zirkadiane Rhythmus und unsere Darmbakterien

Unsere Darmbakterien folgen ebenfalls dem zirkadianen Rhythmus. Das bedeutet, dass die Aktivität und Fülle der Darmbakterien zwischen Tages- und Nachtzeiten schwankt. Ein genauer Ernährungsrhythmus erhält auch den gesunden Rhythmus und die Aktivität der Darmbakterien.

Intervallfasten und der Darm

Durch 16 Stunden Fasten wird der Prozess der Autophagie im Darm vermehrt in Gang gesetzt. Dies unterstützt die Vielfalt der Darmbakterien. „Schlechte" Darmbakterien werden dezimiert und eine funktionierende Darmwand kann wiederhergestellt werden.

In der Essenszeit empfehlenswert sind:

1. Genügend **Ballaststoffe** wie Hülsenfrüchte, Gemüse (besonders Wurzelgemüse und Spargel), etwas Hafer, Leinsamen und Chiasamen, Mandeln, Knoblauch, Zwiebel, Obst
2. **Probiotische Nahrungsmittel** wie Sauerkraut, Joghurt, Kimchi (gesäuerter Chinakohl)
3. Bei Bedarf geeignete **Darmbakterien-Präparate**

Buchbonus 6

Die besten Tipps gegen Verstopfung. Durch einen anderen Essrhythmus kann es zu Beginn des Intervallfastens zu Verstopfung kommen. Holen Sie sich hilfreiche Tipps! Auf www.jungbrunneneffekt.com mit dem Passwort jungbrunnen2 abrufen.

Ballaststoffe aus Hülsenfrüchten, Leinsamen, Gemüse, Hafer, Mandeln und Zwiebeln unterstützen Ihre Darmbakterien.

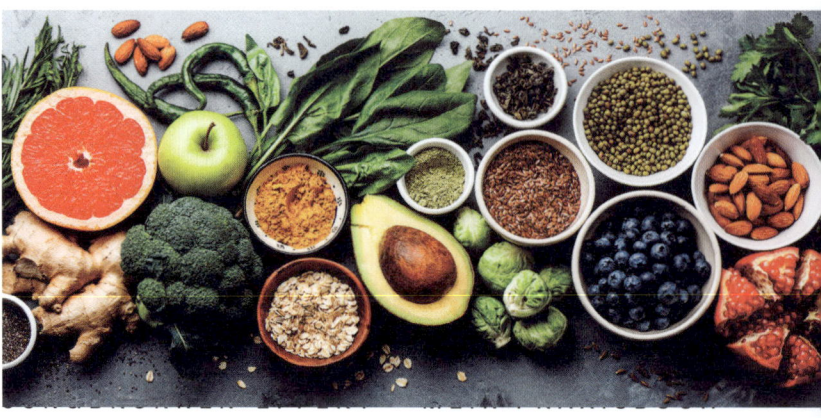

Dr. Michaela Stögerer-Lanzenberger über Intervallfasten und Gewichtsabnahme

———→ **Dr. Michaela Stögerer-Lanzenberger, Fachärztin für Endokrinologie und Expertin für Hormonstörungen, Ärztin an der Stoffwechselabteilung Klinik Hietzing mit Spezialisierung auf Hormon- und Stoffwechselerkrankungen, Wahlarztpraxis Stoffwechsel – Diabetes**

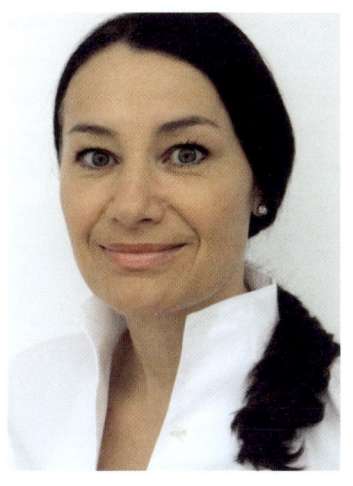

Der Wunsch abzunehmen bzw. die Gesundheit zu erhalten oder wieder zu erwerben sind häufige Gründe für Intervallfasten. Welche Erfahrungen haben Sie im klinischen Alltag mit diesen Themen?

Die meisten Menschen glauben, dass sie Diäten brauchen, um abzunehmen. In der medizinischen Praxis zeigt sich immer deutlicher, dass Diäten ungeeignet sind, um anhaltend Gewicht zu reduzieren und eine wirkliche Veränderung der Gesundheit zu erlangen. Propagierte Diäten sind zumeist nicht durchhaltbar oder haben keinen anhaltenden Effekt. Deswegen empfehlen wir neben anderen Methoden auch Ernährungsumstellungen. Diese kann auch intermittierendes Fasten mit Spezialform 16:8 sein. Vom Intervallfasten wissen wir, dass es positive Auswirkungen auf den Gesundheiterhalt hat. Es ist eine gute Möglichkeit, Gewicht zu halten bzw. zu reduzieren.

Es sieht so aus, dass Intervallfasten gleich gute Resultate bringt wie eine kontinuierliche Einschränkung der Energiezufuhr. Aber: Im Gegensatz zur Kalorienrestriktion ist Intervallfasten durchhaltbar und alltagstauglich. Man muss nicht viel über Ernährungsformen wissen – das Grundprinzip ist einfach. Meine Praxiserfahrungen zeigen: Zur Gewichtsstabilisierung reicht Intervallfasten. Zum aktiven Abnehmen, insbesondere von Bauchfett, muss die Ernährung bzw. die Nahrungswahl in der beschränkten Zeit umgestellt werden.

Einschränkend gilt: Intervallfasten ist für erwachsene, gesunde Menschen geeignet. Für alte, kranke Menschen, Schwangere und Stillende ist Intervallfasten nicht empfehlenswert!

Vereinzelt berichten intervallfastende Menschen, dass sie anfänglich zwei Kilo abgenommen haben, danach aber nichts mehr. Woran kann das liegen?

Intervallfasten heißt nicht gleich Gewichtsabnahme und es gibt unterschiedliche Gründe, warum Menschen nicht oder wenig abnehmen. Einerseits ist es eine Frage der Erwartungshaltung.

Übergewichtige erzielen ein schnelleres Ergebnis als relativ Normalgewichtige. Oft braucht es einfach mehr Geduld.

Wenn Menschen zuerst abnehmen und dann nicht mehr, kann es daran liegen, dass kohlenhydratarm gegessen wurde und eher Wasser verloren ging. Unser Glykogenspeicher reagiert hygroskopisch (zieht Wasser an). Wenn Menschen kaum Kohlenhydrate zu sich nehmen, leeren sie primär den Glykogenspeicher und verlieren dabei auch Wasser – das sind ziemlich genau die besagten zwei Kilogramm. Wobei Gewichtskontrolle per Waage aus meiner Sicht überinterpretiert wird. Gerade beim Intervallfasten und der empfohlenen sportlichen Betätigung wird die Muskulatur gestärkt. Damit kann das Gewicht stabil bleiben: Bauchfett wird reduziert und die Muskelmasse steigt – eine gewünschte positive Körperzusammensetzung.

„Auch beim Intervallfasten ist es zielführend, im Essfenster nur zweimal zu essen und nicht zu snacken."

Woran kann es noch liegen, dass Menschen nicht abnehmen?

Auch beim Intervallfasten ist es zielführend, im Essfenster nur zweimal zu essen und nicht zu snacken. Ständiges Snacken erzeugt anhaltende Insulinproduktion, die Fettabbau verhindert. Des Weiteren ist Stress ein häufiger Grund, warum Menschen nicht abnehmen. Oder auch Stoffwechselerkrankungen wie Schilddrüsen- oder andere Hormonstörungen sowie das Schlafapnoe-Syndrom.

Hat Intervallfasten positiven Einfluss auf Diabetes und worauf müssen Diabetiker (Typ1 oder Typ2) besonders achten?

Hier gibt es große Unterschiede, je nach Diabetestyp und Therapie. Primär müssen Diabetiker eine Ernährungsumstellung und Therapieanpassung mit ihrem Arzt besprechen.

Beim Typ-2-Diabetiker – gerade wenn nur Medikamente eingenommen werden – ist es zumeist gut möglich. Ausgenommen, wenn Diabetiker Medikamente einnehmen, die Unterzuckerungen auslösen könnten bzw. bei insulinpflichtigen Typ-2-Diabetikern. Bei diesen Gruppen sollte das Intervallfasten mit gewissenhafter Anpassung der Medikation in Absprache mit dem Arzt gemacht werden.

Beim Typ-1-Diabetiker wird es nicht empfohlen, wobei ich vereinzelt Erfahrung mit gut geschulten adipösen Typ-1-Patienten habe, die Intervallfasten erfolgreich anwenden. Auf keinen Fall dürfen ungeregelte Insulinreduktionen durchgeführt werden. Insbesondere, weil Typ-1-Diabetiker insulinabhängig sind und, auch wenn sie keine Nahrung zu sich nehmen, Basalinsulin benötigen.

Wird Patienten mit zu hohem Blutdruck Intervallfasten empfohlen?

Wir wissen, dass durch das intermittierende Fasten der Tonus des Parasympathikus steigt, sich die Herzfrequenz verbessert und der

„Gewichtskontrolle per Waage wird überinterpretiert."

Blutdruck sinkt. Neben Gewichtsabnahme erscheint Intervallfasten bei primär erhöhtem Blutdruck als eine durchaus gut geeignete zusätzliche Maßnahme.

Immer mehr Menschen leiden am Metabolischen Syndrom. Kann Intervallfasten helfen?

Das Metabolische Syndrom ist eine Kombination mehrerer Einzeldiagnosen: Bluthochdruck, Fettstoffwechselstörung, Insulinresistenz und erhöhter Bauchumfang/Übergewicht. Derzeitige Daten weisen darauf hin, dass beim intermittierenden Fasten alle Punkte des Metabolischen Syndroms positiv beeinflusst werden. Dadurch ist es gerade für diese Patienten gut geeignet. Als Hochrisikogruppe ist aber eine ärztliche Begleitung wichtig!

Das Intervallfasten ist vor allem auch wegen der hormonellen Veränderungen, die sich durch das Fasten einstellen, gut geeignet. Diese beeinflussen das Hungergefühl und reduzieren Appetit. Daher ist nicht nur eine Ernährungsumstellung, sondern explizit Intervallfasten eine gute Wahl.

Kann Intervallfasten helfen, Wechselsymptome zu bekämpfen?

Bei Frauen im Wechsel greifen dieselben Mechanismen: Gesunde Nahrung, eine Reduktion rasch resorbierbarer Kohlenhydrate[1] und ausreichend Sport verringern die Wechsel-Symptomatik. Der Jungbrunnen-Lebensstil ist sicher eine positive Unterstützung.

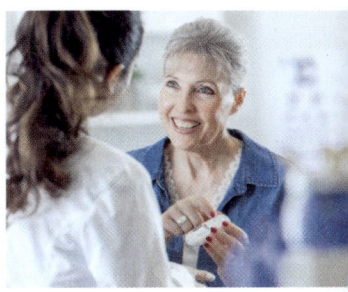

Intervallfasten kann bei Diabetes helfen. Ärztliche Beratung ist hier unumgänglich.

---

1   Rasch resorbierbare Kohlenhydrate wie z. B. Einfachzucker führen zu einer raschen Blutzuckersteigerung, die von einer starken Ausschüttung von Insulin gefolgt ist.

Ist grüner Kaffee ein Abnehm-Wundermittel?

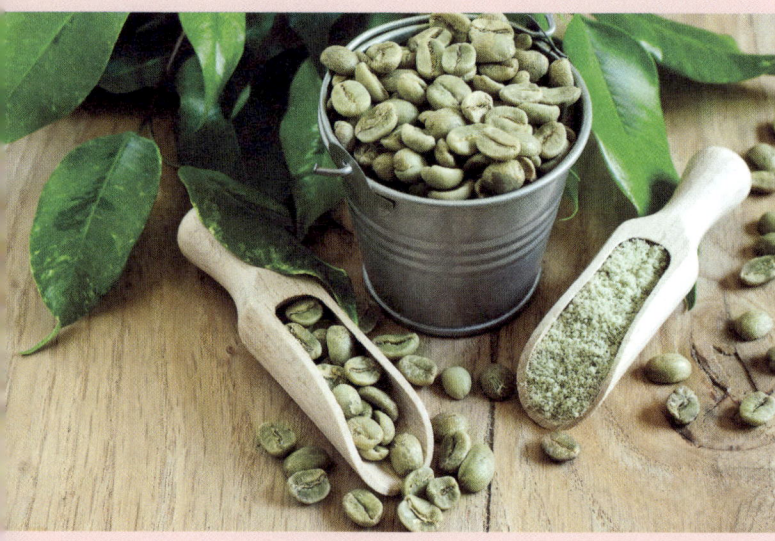

**Die Chlorogen-
säuren des grünen
Kaffees lassen Fett-
polster schmelzen.**

Bei grünem Kaffee handelt es sich um ungeröstete Kaffeebohnen. Der Röstvorgang macht den Kaffee zwar geschmack-
lich interessanter, zerstört durch die sehr hohen Temperaturen
von rund 200 Grad Celsius allerdings weitgehend die wertvollen
Chlorogensäuren. Diese in der Kaffeebohne enthaltenen antioxida-
tiven Polyphenole sind nicht nur gesunde Radikalfänger, sondern
stabilisieren auch den Blutzucker und erleichtern den Abbau von
Fettpolstern. Das sowohl im grünen wie auch im schwarzen Kaffee
enthaltene Koffein ist dabei nicht hilfreich, da es, vor allem im
Übermaß genossen, zu einem Insulinausstoß führen kann und
dadurch den Abbau der Fettreserven erschwert. Schwarzer Kaffee
fördert zwar durch gewisse sekundäre Pflanzenstoffe ebenso die
Autophagie wie grüner Kaffee, beim Abnehmen kann er aufgrund
des erhöhten Koffein- und stark reduzierten Chlorogensäuregehalts
allerdings sogar hinderlich sein. Der grüne Kaffee dagegen hat
genau diesen erwünschten Effekt. Die Chlorogensäuren halten den
Blutzuckerspiegel niedrig, leeren die Glykogenspeicher in Leber
und Muskeln, reduzieren Hungergefühle und kurbeln die Fettver-

brennung an, sodass bestehende Fettdepots leichter abgebaut und weniger neue aufgebaut werden. In Versuchen mit Mäusen konnte bereits im Jahr 2006 gezeigt werden, dass die Gabe von grünem Kaffee das Gewicht und das viszerale Fett bei den Versuchstieren reduzierte. Eine Placebo-kontrollierte Studie der University of Scranton in Pennsylvania zeigte 2012 auch an übergewichtigen Menschen, dass diese durch die Einnahme von grünem Kaffee innerhalb von fünfeinhalb Monaten durchschnittlich acht Kilogramm an Gewicht verloren haben und den Körperfettanteil um vier Prozentpunkte senken konnten, ohne die Essens- und Lebensgewohnheiten zu verändern. Die Effekte waren so stark, dass Zweifel am Studiendesign entstanden, in dem nur 16 Teilnehmer untersucht wurden. Die Ergebnisse galten als nicht repräsentativ. Weniger starke Effekte wurden allerdings auch von anderen Forschern beobachtet und bestätigt. Grüner Kaffee ist kein Wundermittel. Wenn seine Einnahme aber mit gesunder Ernährung, ausreichend Bewegung und Intervallfasten kombiniert wird, ist er zweifelsohne hilfreich beim Abnehmen und darüber hinaus sehr gesund. Grünem Kaffee werden durch seine zellschützenden Eigenschaften auch Anti-Aging-Effekte zugesprochen, und er soll sogar Alzheimer vorbeugen. Einziger Nachteil: Der aufgebrühte grüne Kaffee schmeckt den wenigsten Menschen, da ihm die Röststoffe fehlen. Alternativ können Sie entweder Grünkaffee-Extrakte in Kapselform zu sich nehmen, oder Sie kombinieren grünen Kaffee mit anderen Kräutern und Gewürzen zu einem wohlschmeckenden Abnehm- und Jungbrunnen-Getränk.

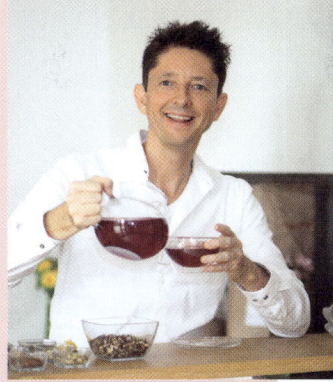

Buchbonus 7

Jungbrunnen-Fastentee mit grünem Kaffee
P. A. Straubinger hat auf Basis von grünem Kaffee und der ayurvedischen „Jungbrunnen"-Pflanze Ashwagandha einen wohlschmeckenden Intervallfastentee entwickelt, den Sie vergünstigt bestellen können (siehe www.jungbrunneneffekt.com, Passwort: jungbrunnen2).

P. A. Straubinger bei der Zubereitung seines Intervallfastentees.

Sie halten die Fastenintervalle ein, nehmen aber trotzdem nicht ab?
Zehn hilfreiche Ernährungstipps

1. Ernähren Sie sich typgerecht! (Siehe ab Seite 44)

2. Weg von Süßigkeiten und Kohlenhydraten mit hoher Blutzuckerwirkung bzw. glykämischer Last! (Siehe Seite 62)

3. Auf Nahrungsmittelunverträglichkeiten achten. Nahrungsmittelunverträglichkeiten wie z. B. auf Gluten, Milchprodukte, Fruktose, Histamin können Stress auslösen und dadurch das Stresshormon Cortisol freisetzen. Dies kann vermehrt zu Fetteinlagerungen und zu Entzündungen führen und dem Immunsystem schaden. Meiden Sie daher Lebensmittel, die Unverträglichkeiten auslösen.

4. Reduzieren Sie Fruktose! (Siehe Seite 65)

5. Gleichen Sie Hitze oder Kälte im Körper aus. Greifen Sie zu temperaturausgleichenden Lebensmitteln, um ins Gleichgewicht zu kommen. (Siehe Seite 56)

6. Vorsicht bei koffeinhaltigen Getränken. (Siehe Seite 47)

7. Essen Sie täglich Omega-3-Fettsäuren: Sie beeinflussen Blutzucker und Blutfettwerte positiv und somit das Abnehmen. Zudem sind sie lebenswichtig für unsere Gehirnzellen, wirken entzündungshemmend und helfen bei Depressionen. Sie stecken in Fischen und Algen, Leinöl, Nüssen und im Portulak-Gemüse.

8. Turbo Kokosfett: Enthält viele mittelkettige Fettsäuren, die den Stoffwechsel anregen. Verwenden Sie es zum Kochen und Braten – es ist auch sehr hitzebeständig.

9. Achten Sie auf Ihr Darm-Mikrobiom. (Siehe Seite 67)

10. Essen Sie spätestens vier bis fünf Stunden vor dem Zubettgehen. Mahlzeiten kurz vor dem Schlafen können zu Gewichtszunahme führen. (siehe Seite 22)

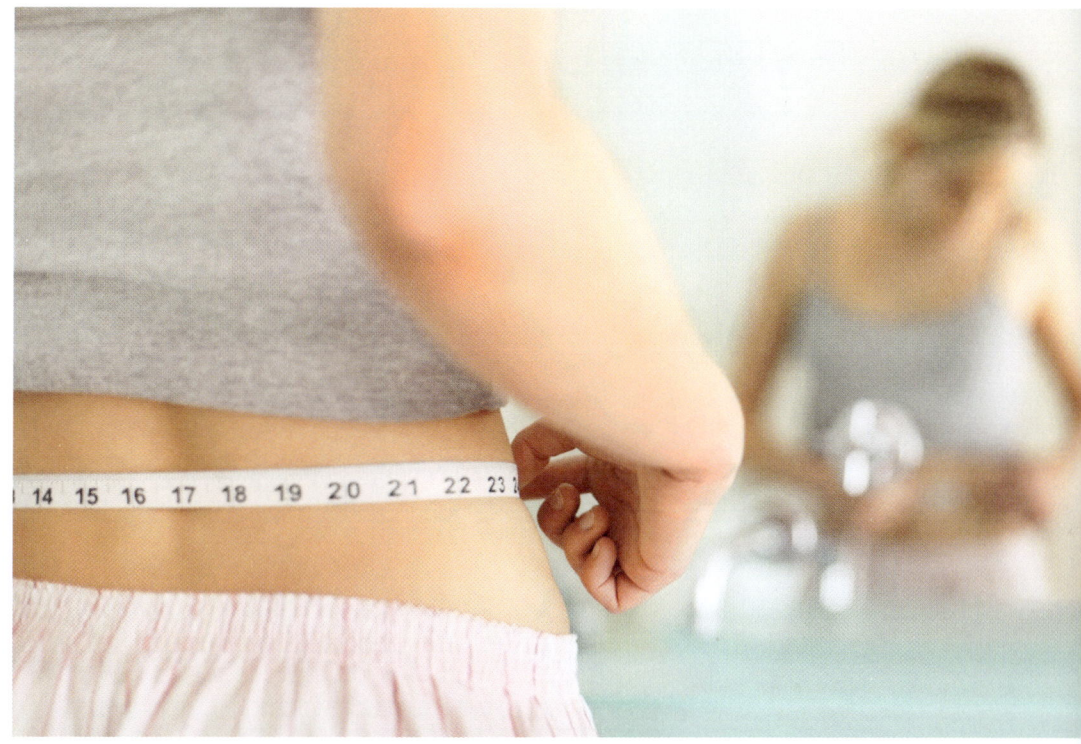

Eine stagnierende Gewichtsabnahme kann viele Ursachen haben.

Zusätzlich zur Ernährung gibt es noch weitere Aspekte, die das
Abnehmen behindern können. Zu wenig Schlaf, zu wenig Bewegung,
aber auch Stress, der den Cortisolspiegel erhöht und so zu Fetteinlagerung führt.

Wenn Sie all diese Jungbrunnen-Empfehlungen einhalten, sind Sie
auf dem besten Weg, Ihr Wunschgewicht und Ihren Wunschkörper zu
erreichen. Dennoch ist uns bewusst, dass wir Menschen nicht immer
perfekt funktionieren und jederzeit alle Empfehlungen und Regeln
befolgen können. Auch Umwege und kleine Sünden können unser
Leben bereichern. Denn gerade aus diesen lernen wir oft am meisten,
wenn wir sie bewusst machen. Mit diesem Thema wollen wir uns im
folgenden Kapitel beschäftigen.

Bewusst sündigen – bewusst genießen

Der spielerische Umgang mit Zucker, Junkfood und Co.

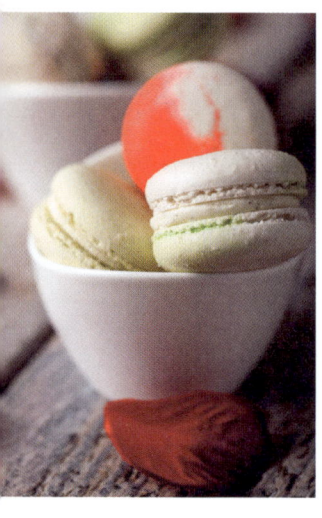

Sünde oder Genuss? Die richtige mentale Einstellung und ein achtsamer Umgang helfen bei der Befreiung vom suchthaften Essverhalten.

Mit dem Unterschied zwischen „sündigen" und „genießen" verhält es sich meistens ähnlich wie mit jenem zwischen „Gift" und „Medizin". Es ist eine Frage der Menge und der Art der Anwendung. Im Wort „Sünde" schwingen zwar auch moralisierende Aspekte mit, wir wollen es hier aber nicht in einem religiösen, ideologischen Sinn, sondern in einem rein pragmatischen Kontext verwenden: als eine Handlung, die uns mehr Nachteile als Vorteile bringt, die wir durch meist suchthaftes Verhalten trotzdem immer wieder ausüben und dadurch unangenehme Konsequenzen wie Übergewicht, Frustration und Krankheit in Kauf nehmen. Die Frage, wo im konkreten Fall das „Genießen" endet und das „Sündigen" beginnt, ist individuell und von Situation zu Situation sehr verschieden. Das berühmte Glas Wein am Abend, die Rippe Schokolade und hin und wieder Burger mit Pommes sind im Normalfall kein Problem. Im Gegenteil: Genuss nährt uns ganzheitlich, und moderate Mengen Bitterschokolade gelten ja zum Beispiel sogar als gesund. Und unser Körper kann viele „Sünden" vertragen, vor allem, wenn wir sie genießen. Wo ist die Grenze? Zwei Parameter dürfen wir zur Orientierung heranziehen. Fühle ich mich durch den Genuss ganzheitlich, nachhaltig und auch körperlich besser? Und vor allem — habe ich die Wahlfreiheit zu genießen, oder „muss" ich es tun, weil ich ansonsten zornig, verzweifelt, traurig oder sonst irgendwie unrund werde? Ein schwerer Raucher, dem am Abend die Zigaretten ausgehen, wird lieber bei Regen im Pyjama zum Automaten laufen, als auf seine Zigaretten zu verzichten. Das hat nichts mit Genuss zu tun, sondern mit Sucht, Zwang, Verzweiflung und Angst. Wie gehen wir also damit um, wenn wir einen zwanghaften Impuls erleben, dem wir eigentlich nicht nachgeben wollen? Die Methode Willenskraft, unterfüttert mit rationalen Argumenten, funktioniert meistens nur sehr kurzfristig und gestaltet sich sehr anstrengend. Gehen Sie stattdessen mit Ihrem „Suchtmonster" spielerisch um. Wenn Sie einen zwanghaften Impuls identifizieren, dem Sie nicht nachgeben wollen, probieren Sie zuerst einen Trick, zum Beispiel: „Wenn die Lust in einer halben Stunde noch immer so groß ist, dann ..." Oft hat sich alleine durch eine kleine Ablenkung und eine zeitliche Verzögerung der Impuls schon in Luft aufgelöst. Wenn die Tricks nicht helfen, sehen Sie dem „Suchtmonster in die Augen". Sie befreien sich aus seiner Umarmung, also der eigenen Identifikation mit diesem Suchtimpuls, am besten durch achtsames, bewusstes Wahrnehmen des Impulses (siehe „Achtsam sein auf die inneren Tyrannen" Seite 90). Falls das zehrende Verlangen dadurch noch immer nicht verschwindet, geben Sie für heute einfach nach und werden Sie schwach — und zwar ganz bewusst. Das achtsame Erleben von „Sündigen" und seinen Folgen wird Sie über kurz oder lang dazu ermächtigen, sich davon zu befreien. Achtsamkeitstraining in seinen vielen Ausformungen ist der Königsweg, um suchthaftes Verhalten zu transformieren. Im folgenden Kapitel „Achtsamkeit und Meditation" wollen wir Ihnen einige Inspirationen geben, um diesen Weg unbeschwert und freudvoll zu gehen.

INFOBOX

Achtsam essen, gut verdauen und Junkfood verabschieden

Haben Sie schon einmal neben dem Fernseher gegessen oder in der Arbeit neben dem PC genascht? Wenn Sie fertig waren, wussten Sie noch, wie viel Sie gegessen haben, wie es geschmeckt hat? Waren Sie danach satt oder wollten Sie gleich noch mehr davon?

Die Traditionelle Chinesische Medizin legt nicht nur großen Wert darauf, was ein Mensch isst, sondern auch wie er isst. Essen Sie zu schnell, sprechen beim Essen über die Arbeit oder über Probleme, essen zu spät am Abend, unter emotionaler Anspannung oder haben gleichzeitig ein Ärgernis zu „verdauen" – all das schwächt die Magenenergie. Dies kann sich in Durst, aber auch in Schmerzen in der Magengegend äußern. Essen, das nebenbei zu sich genommen wird, kann auch nicht richtig verdaut werden. Dies kann zu einer „Leber-Qi-Stagnation" führen. Das bedeutet, dass der Körper die Lebensenergie in der Leber und in anderen Organen blockiert, und daher können die Verdauungsabläufe nicht richtig stattfinden.

Langsames und mehrfaches Kauen ist auch deshalb so wichtig, weil unsere Verdauung bereits in unserem Mund beginnt. Es befinden sich mehrere Enzyme im Speichel, die unsere Nahrung bereits für die Verdauung vorbereiten. Dabei wird Stärke in kleine Zuckermoleküle aufgespalten.

Durch bewusstes „Sündigen" raus aus der Suchtfalle

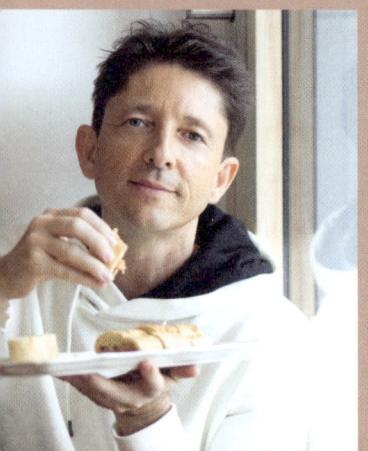

Ich würde mich als jemanden beschreiben, der gerne und intensiv genießt. Für den es aber dann auch eine Herausforderung darstellt, wieder damit aufzuhören – also als jemanden mit hohem Suchtpotenzial. Ich erinnere mich, dass es ganze sieben Anläufe brauchte, bis ich mir das Zigarettenrauchen abgewöhnt habe. In den Wintermonaten plagte mich durchgehend Bronchitis, jeder Lungenzug schmerzte. Ein schwerer Fall: Obwohl ich rational genau verstanden habe, dass diese Sucht nicht nur ungesund, sondern im Endeffekt auch teuer und freudlos ist, bin ich mit der Methode „Willenskraft" einfach nicht davon losgekommen. Wie habe ich es geschafft? Punkt 1: Meditation. Wie schon im ersten Band von „Der Jungbrunnen-Effekt" beschrieben, sind Meditationstechniken eine effektive und wissenschaftlich bestätigte Grundlage, um Süchte loszulassen. Punkt 2: bewusst „sündigen". Ich hatte nie so viel und intensiv geraucht wie in den Tagen vor meiner letzten Zigarette. Ich wollte ganz bewusst wahrnehmen, warum ich rauchte, und was mit mir dabei geschieht. Ich habe in diesen letzten Tagen nicht unbewusst und einfach nebenbei geraucht. Auch nicht mit schlechtem Gewissen, sondern im Sinne der Achtsamkeit offen und urteilsfrei wahrgenommen, wie es mir beim Rauchen geht. Also: Was gibt mir die Zigarette und was bezahle ich dafür? Anschließend war es leicht, Punkt 3 „Perspektive wechseln und endlich loslassen" umzusetzen. Plötzlich war es kein Verzicht mehr, ohne Zigaretten zu leben – sondern eine Belohnung, ein Gewinn. Die neue Perspektive lautete: „Ich verzichte auf gar nichts, sondern gewinne Freiheit. Dass es meiner Gesundheit guttut, ist ein wunderbarer Nebeneffekt." So praktiziere ich es mit vielen mehr oder weniger ungeliebten Gewohnheiten. Von manchen habe ich mich komplett verabschiedet, andere – wie den Schokoladekonsum – erlebe ich nun bewusster und dadurch mengenmäßig reduzierter und sinnlich verbessert.

Die Versuchungsmatrix

So geht es mir, wenn ich den Versuchungen nach Junkfood, Süßigkeiten und Co. nachgebe/ihnen widerstehe

Dieses Matrix-Protokoll hilft Ihnen, ein Bewusstsein dafür zu entwickeln, ob es eine Versuchung „wert" ist, oder ob es besser wäre, Wege zu finden, ihr nicht mehr nachzugeben. Beobachten Sie, welche positiven und negativen Effekte Sie wahrnehmen, wenn Sie der jeweiligen Versuchung nachgeben oder widerstehen. Protokollieren Sie, welche Konsequenzen dies kurz-, mittel- und längerfristig nach sich zieht. Unmittelbar bezieht sich auf den Zeitraum, in dem Sie den Impuls wahrnehmen, ihm widerstehen bzw. nachgeben (z. B. während Sie eine Süßigkeit essen). Mittelfristig bezieht sich auf den Zeitraum nach dem Widerstehen bzw. „Sündigen" (Die Tafel Schokolade ist gegessen. Wie fühlen

Sie sich?) Längerfristig bezieht sich auf Stunden danach bzw. die nächsten Tage (schlechter Schlaf in der Nacht oder Sie steigen auf die Waage und sehen das erhöhte Gewicht am nächsten Tag). Das Beobachten und Niederschreiben wird Ihnen helfen, mit den jeweiligen Versuchungen besser umzugehen und Ihre Selbstkontrolle stärken. Machen Sie diese Matrix mit jeder lästigen Versuchung so lange, bis Sie damit einen zufriedenstellenden Umgang gefunden haben und unterstützen Sie sich dabei auch mit den „starken Tipps für schwache Stunden". Wenn Sie mehr Platz zum Ausfüllen brauchen, finden Sie die Matrix auch als Download im Bonusbereich (www.jungbrunneneffekt.com).

Welche Versuchung: Welche Uhrzeit: Eventuelle Auslöser:

Wenn Sie der Versuchung nachgeben	Wenn Sie der Versuchung widerstehen
POSITIVE WAHRNEHMUNGEN	POSITIVE WAHRNEHMUNGEN
unmittelbar	unmittelbar
mittelfristig	mittelfristig
langfristig	langfristig
NEGATIVE WAHRNEHMUNGEN	NEGATIVE WAHRNEHMUNGEN
unmittelbar	unmittelbar
mittelfristig	mittelfristig
langfristig	langfristig

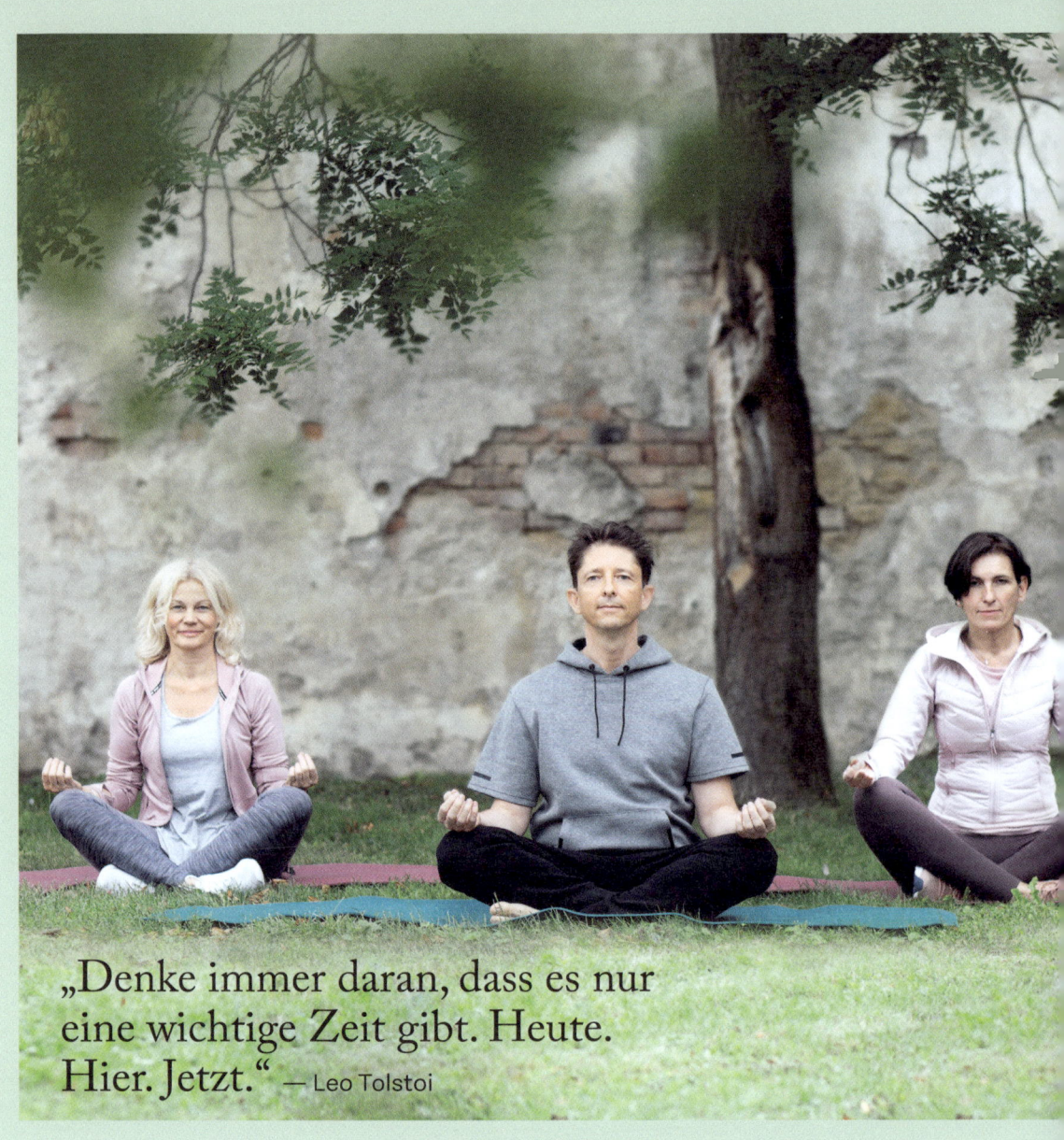

„Denke immer daran, dass es nur eine wichtige Zeit gibt. Heute. Hier. Jetzt." — Leo Tolstoi

4.

Meditation und Achtsamkeit im Alltag

Freude und Ruhe aus Ihrem Inneren

Unsere eigenen Gedanken und Emotionen sind oft unsere schlimmsten Feinde und verursachen Stress, Unruhe und auch suchthafte Essimpulse. Alltagstaugliche, wirksame Strategien helfen, schnell Ihren inneren Frieden wiederzufinden und sich von unerwünschten Handlungsimpulsen zu befreien. Zufriedenheit und Ausgeglichenheit im Alltag sind die beste Basis für ein gesundes Leben.

Ruhig und klar auf Abruf

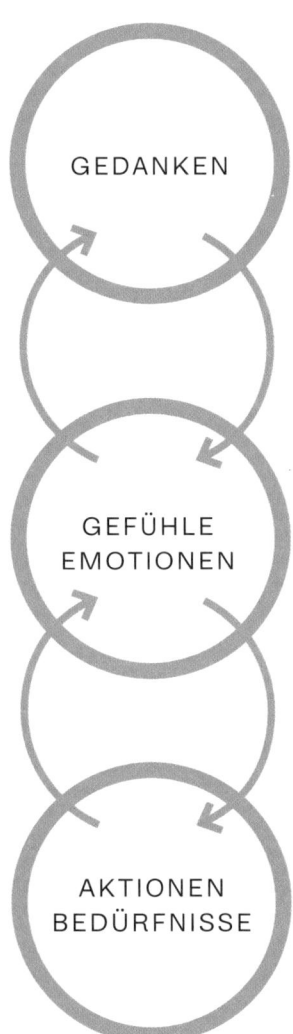

GEDANKEN

GEFÜHLE
EMOTIONEN

AKTIONEN
BEDÜRFNISSE

Meditation ist kein Selbstzweck, sondern tägliches Training für unsere „Achtsamkeitsmuskeln", die unser Leben auf vielen Ebenen verbessern. Gestärkte Achtsamkeitsmuskeln geben uns die Kraft, Gedanken, Emotionen und Impulse loszulassen, die uns nicht hilfreich sind. Die nach innen gelenkte Achtsamkeit befreit uns aus der absoluten Identifikation mit unseren Gedanken und Emotionen und lässt uns, den Denkenden, hinter den Gedanken, den Fühlenden hinter den Emotionen, wahrnehmen. Wir „sind" weder unsere Gedanken noch unsere Emotionen, und deshalb können wir auch wählen, welchen Gedanken und Emotionen wir weiter Kraft und Nahrung geben wollen — und welchen nicht. Gedanken erzeugen Emotionen. Diese Emotionen triggern neue Gedanken in die gleiche Richtung. So entstehen sehr kraftvolle Gedanken-Emotionskreisläufe, die Menschen mitunter in Depression und Sucht treiben. Im Normalfall kosten die sogenannten „Waste Thoughts", die unnötigen Sorgen und unbegründeten Ängste, einfach nur sehr viel Energie und verschlechtern unsere Lebensqualität auf vielfältige Weise.

Im Achtsamkeitstraining nehmen wir diese Gedanken und Emotionen bewusst wahr und können sie mit genug Übung ebenso bewusst loslassen. Dem erfahrenen Meditierenden reicht ein einziger achtsamer Moment, und ein unerwünschtes Gefühl von Angst, Wut oder Unzufriedenheit verschwindet sofort und löst sich in Wohlgefallen auf. „Calm and Clear on demand" („Ruhig und klar auf Abruf") nennt Chade-Meng Tan, der Gründer des Achtsamkeitstrainingsprogramms bei Google, diese wunderbare Fähigkeit, die wir in der Meditation entwickeln. Sie ist vielleicht der wichtigste Effekt des regelmäßigen Achtsamkeitstrainings, aber bei Weitem nicht der einzige. Zahlreiche wissenschaftliche Studien belegen die positiven Effekte von Meditation, und zwar auf allen Ebenen von Körper, Geist und Seele — von der Stabilisierung des Blutdrucks über bessere Gedächtnisleistungen und geringere Zellalterung bis zur Reduktion von suchthaftem Essverhalten. Ebenso wie sich jede körperliche Bewegung — und nicht nur das Training im Fitnessstudio — positiv auf den Kreislauf, die Muskeln und unsere Gesundheit auswirkt, verhält es sich auch mit dem „Achtsamkeitsmuskel". Wir können ihn überall und jederzeit trainieren.

Die tägliche Meditationsroutine kann mit dem regelmäßigen Morgenlauf oder einem Besuch im Fitnessstudio verglichen werden — als eine komprimierte, intensive und sehr wichtige Trainingseinheit. Auch ein paar Stockwerke zu gehen, statt den Aufzug zu benutzen oder mit dem Rad in die Arbeit zu fahren, hat einen nicht zu unterschätzenden Trainingseffekt für Kreislauf und Muskeln. Genauso verhält es sich mit dem Achtsamkeitstraining — es lässt sich wunderbar in den Alltag einbauen und vervielfacht dadurch seine Wirkung.

Wir können jede Tätigkeit meditativ betreiben, wenn wir nur genug Achtsamkeit aufbringen. Unter Achtsamkeit verstehen wir die bewusste Lenkung der Aufmerksamkeit auf das Hier und Jetzt. Und zwar wohlwollend und wertungsfrei. Es geht um die durch Urteile und gedankliche Interpretationen unverfälschte Wahrnehmung des Augenblicks. Das können wir in der Tat jederzeit und überall machen. Im ersten „Jungbrunnen-Effekt"-Band haben wir Ihnen eine Anleitung für die tägliche Atem-Meditation gegeben. Nun wollen wir Ihnen weitere Inspirationen eröffnen, um mehr Achtsamkeit, Zufriedenheit und Glück in Ihren Alltag zu bringen.

Gerade in einem stressigen Alltag helfen Achtsamkeitstechniken, unsere Ausgeglichenheit zu bewahren.

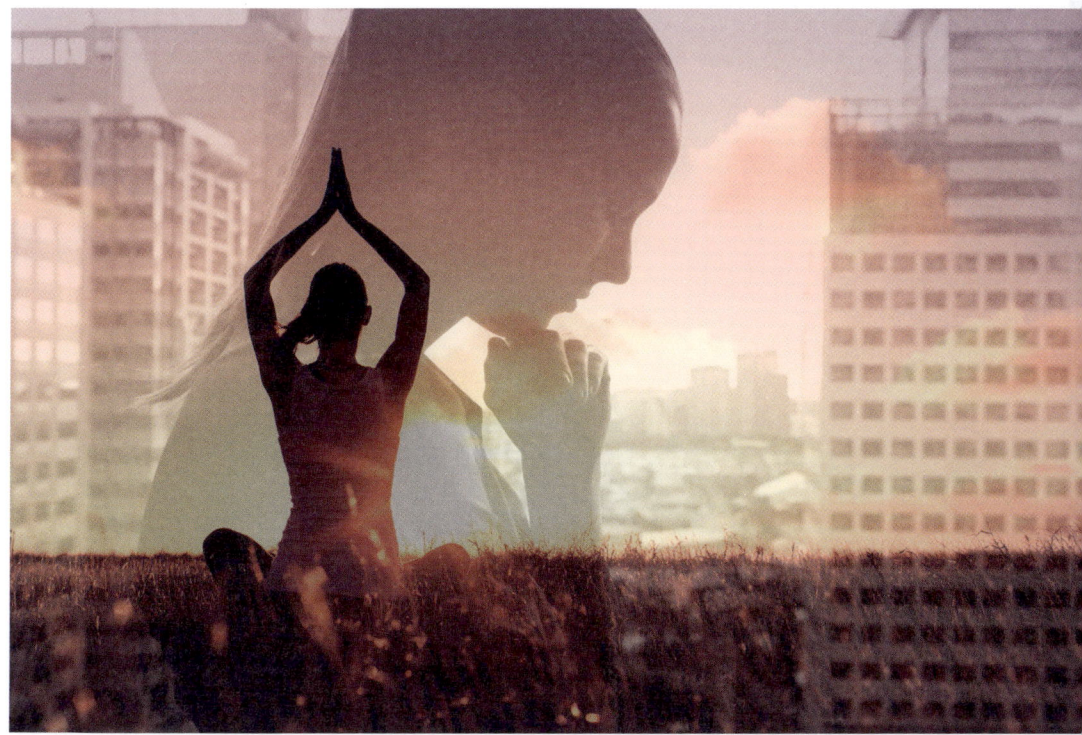

Die transformierende Kraft der Haltung

Mit dem Körper Stimmungen verändern

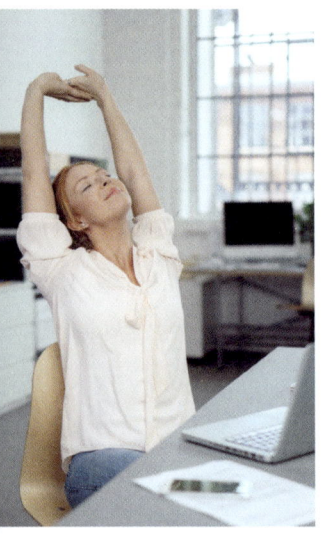

Durch die Veränderung der Körperhaltung können wir unsere Stimmung und Motivation leicht und schnell beeinflussen.

Achtsam sein bedeutet, dass wir unsere Sinne ganz für die Wahrnehmung des Augenblicks öffnen. Unser Körper ist dabei der beste Partner. Wir tendieren dazu, alles mit unserem Geist kontrollieren zu wollen und vergessen darüber die Weisheit und Kraft unseres Körpers. Reize von außen triggern häufig Reaktionen im Unterbewusstsein, die in der Folge unerwünschte Gedanken-Emotions-Kreisläufe in Gang setzen, die wir durch achtsame Körper-Wahrnehmung sofort beenden können. Das erfolgt nicht nur durch die bereits beschriebene Atembeobachtung, sondern der gesamte Körper dient uns dabei als Spielpartner. Die Veränderung der Körperhaltung, der Gestik und Mimik ist ein mächtiges Instrument, um Einfluss auf die Psyche zu nehmen. Versuchen Sie es mit folgendem Experiment: Gehen Sie mit gerade durchgestrecktem Rücken, erhobenem Kinn und nach hinten gestreckten Schultern durch den Raum und sagen zu sich: „Das Leben ist schrecklich. Ich fühle mich elend." Diese Worte werden kaum Wirkung zeigen. Denn die Körperhaltung vermittelt Ihrer Psyche, dass es Ihnen großartig geht, Sie voller Kraft sind und das Leben wunderbar ist. Nun machen sie den Gegentest. Gehen Sie gebückt und mit hängenden Schultern durchs Zimmer und sagen Sie sich: „Es geht mir großartig. Das Leben ist herrlich." Obwohl diese Worte alleine schon Kraft haben, werden Sie mit einer gekrümmten Körperhaltung kaum ihren Zweck erreichen. Die Macht unserer Körperhaltung auf unsere mentalen Fähigkeiten und die emotionale Verfassung wird oft unterschätzt. Das wurde in zahlreichen wissenschaftlichen Studien bestätigt. In einem bekannten Versuch in den 1980er Jahren haben die US-Psychologen John Riskind und Carolyn Gotay Versuchspersonen gebeten, eine Menge äußerst schwieriger geometrischer Denkaufgaben zu lösen. Unter dem Vorwand, ihre Muskelaktivität zu messen, wurde eine Gruppe gebeten, mehrere Minuten vor der Übung aufrecht zu sitzen, während die Kontrollgruppe in gebückter Haltung sitzen sollte. Anschließend erhielten sie die Denkaufgaben. Es zeigte sich, dass die aufrecht Sitzenden fast doppelt so gut abschnitten wie die Gebeugten und sie darüber hinaus länger motiviert blieben. Riskind und Gotay schlossen daraus, dass wir über die Körperhaltung nicht nur unsere Beharrlichkeit, sondern bis zu einem gewissen Grad auch unsere Intelligenz und Lösungskompetenz steigern können. Mehr wissenschaftliche Arbeiten gibt es über die transformierende Kraft des Lächelns. Wenn wir zu den Ingredienzien Achtsamkeit, aufrechte Haltung und Lächeln noch das Gehen hinzufügen, haben wir alle Zutaten für eine Gehmeditation.

Einfach ausprobieren: lächeln und Glückshormone genießen.

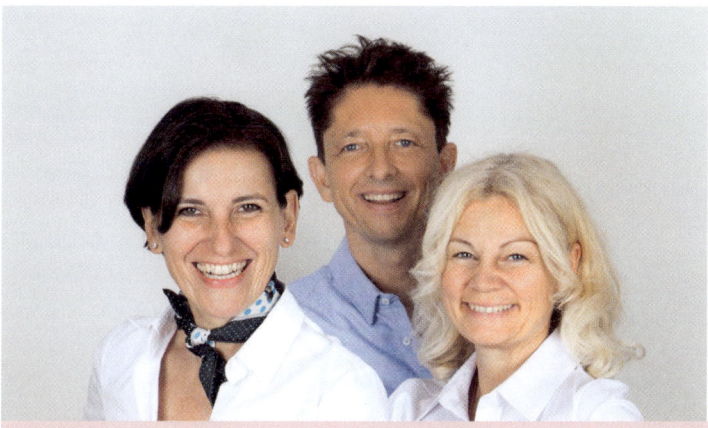

INFOBOX

Lächeln Sie sich glücklich

Glückliche Menschen lächeln — das ist klar. Dass es umgekehrt genauso funktioniert, also dass der physische Akt des Lächelns alleine schon glücklicher macht, ist weniger klar und war wissenschaftlich lange umstritten. Eine 2019 veröffentlichte Metastudie an der University of Tennessee verglich 138 Studien zum Thema mit über 11.000 Probanden und zeigte, dass Lächeln tatsächlich einen positiven Effekt auf unsere Psyche haben muss — selbst wenn es sich um ein manipuliertes, „falsches" Lächeln handelt. Gehirnphysiologisch werden durch den Akt des Lächelns unter anderem die Glücksbotenstoffe Serotonin und Dopamin verstärkt ausgeschüttet, während die Stresshormone Cortisol und Adrenalin reduziert werden. Wir werden eine Spur glücklicher, entspannter und sogar das Immunsystem wird gestärkt. Wenn wir die Aufmerksamkeit auf unseren lächelnden Gesichtsausdruck lenken, verstärken wir den Effekt. Für einen Moment vergessen wir unsere Sorgen und bringen so eine positive Aufwärtsspirale in Gang, die unsere Stimmung garantiert hebt. „Fake it until you make it", (Täusche es vor, bis es dir gelingt) ist das Motto – lächeln Sie sich glücklich.

Die Gehmeditation

Die bekannteste aller Bewegungsmeditationen ist die Gehmeditation. Wir können sie im Prinzip jederzeit und überall durchführen. Alles, was wir dazu brauchen, sind die drei Grundzutaten: Achtsamkeit, Atmen und Gehen. Der Effekt der Gehmeditation wird, wie schon erwähnt, noch intensiver, wenn wir im Sinne der vorangegangenen Zeilen auch noch die Zutaten „Haltung" und „Lächeln" hinzufügen. Erinnern Sie sich also beständig daran, den Rücken durchzustrecken, Kinn nach oben, Schultern zurück, und dabei ein leichtes Lächeln aufzusetzen. Wenn wir uns nun auch noch auf das Gehen und Atmen konzentrieren, werden Sie sehen, wie schnell wir etwa auf das Lächeln vergessen. Sobald es uns auffällt, lächeln wir einfach wieder — und werden so ständig an das Erleben des gegenwärtigen Momentes erinnert. Die aufrechte Haltung verbessert nicht nur unsere Stimmung, sondern erleichtert auch das Atmen. Grundsätzlich müssen Sie keine spezielle Atemtechnik anwenden. Es kann jedoch im Sinne der Achtsamkeit hilfreich sein, Ihre Schritte und Atemzüge in einem bestimmten Rhythmus zu kombinieren — also etwa drei Schritte lang einatmen und vier Schritte lang ausatmen. Versuchen Sie, einen Schritt länger aus- als einzuatmen, da das komplette Leeren der Lunge einen zusätzlichen Gesundheitseffekt hat. Am besten experimentieren Sie selbst, welcher Atemrhythmus zu Ihnen passt. Entscheidend ist die Lenkung der Aufmerksamkeit auf die achtsame körperliche Wahrnehmung. Spüren Sie jeden Schritt ganz bewusst: Welche Punkte berühren in diesem Moment den Boden, welche heben sich ab davon? Welche Körperteile sind noch in Bewegung, welche nicht? Wenn Sie gleichzeitig noch auf Ihren

Buchbonus 8

Barfußgehen macht gesund und glücklich
Dem Barfußgehen werden viele positive Wirkungen nachgesagt. Mittlerweile gibt es auch wissenschaftliche Studien, die die gesundheitlichen Effekte der „Erdung" durch das Gehen ohne Schuhe belegen. Erfahren Sie mehr unter www.jungbrunneneffekt.com (Passwort: jungbrunnen2).

Atem, auf Ihre aufrechte Körperhaltung und das Lächeln achten, werden Sie sehen, dass für sorgenvolle Gedanken und Ängste kein Platz mehr bleibt. Natürlich drängen sich aus dem Unterbewusstsein immer wieder neue Gedanken auf. Sobald Sie diese Gedanken wahrnehmen, schenken Sie Ihnen einfach keine weitere Beachtung, sondern richten Ihre Aufmerksamkeit wieder auf die körperliche Wahrnehmung. Am Anfang ist es sinnvoll, dass Sie die Gehmeditation an einem ruhigen Ort und am besten barfuß trainieren. Zu Beginn hilft es, sehr langsam zu gehen. Später können Sie im Prinzip jede Fußstrecke als Meditation einplanen und so Urlaub von Ihren Sorgen und Gedanken machen.

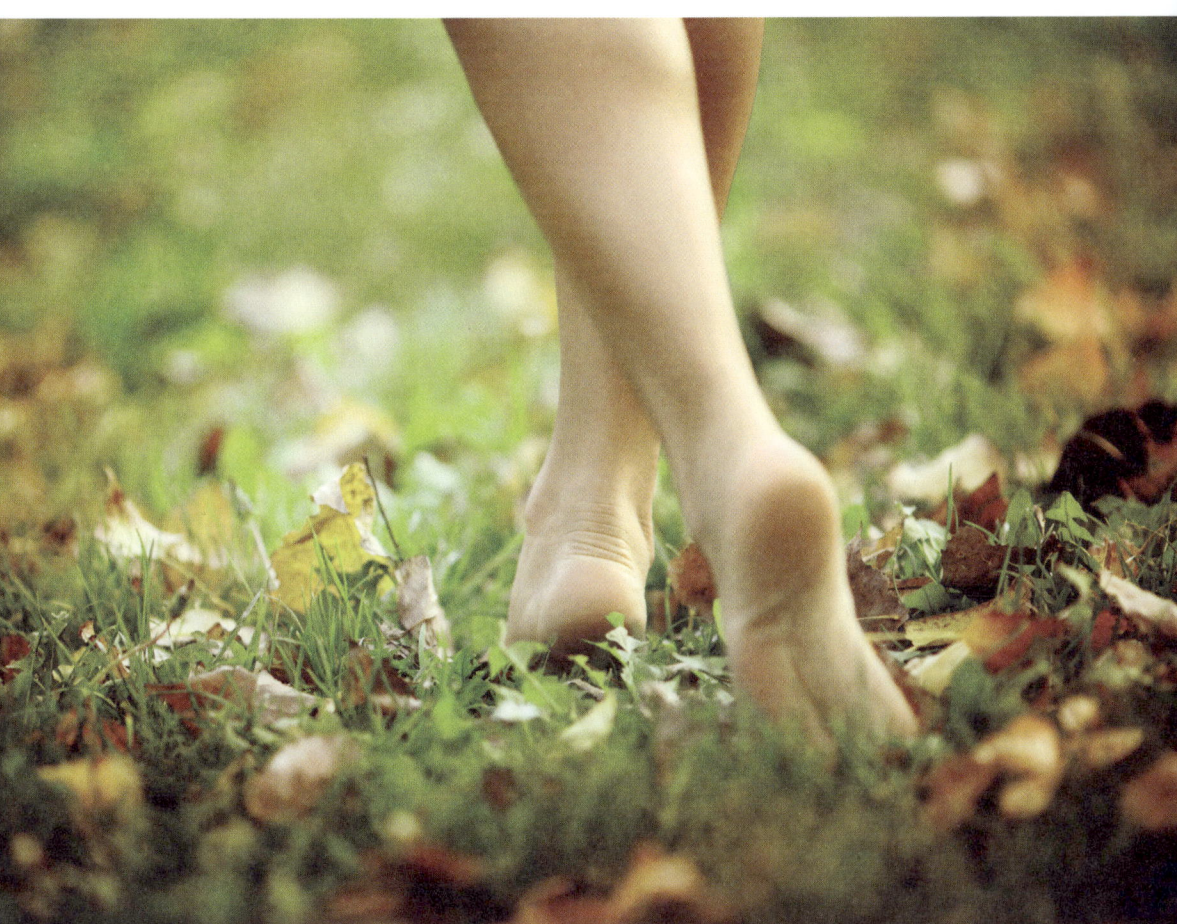

Barfußgehen kann viel mehr, als Sie von A nach B zu bringen. Die direkte Verbindung mit dem Boden bringt positive Stimmung, innere Ruhe und hat viele weitere gesundheitsförderliche Aspekte.

Waldbad mit allen Sinnen

Den Wald mit allen Sinnen wahrzunehmen versetzt in einen Sinnesrausch und ist einer der schönsten Wege, den Kopf von Gedanken frei zu machen.

Der Wald eignet sich – neben wissenschaftlich gut dokumentierten Wirkungen auf unseren Körper – auch wunderbar für Meditationen, die unsere Psyche heilen. Egal, ob die Geräusche, die Gerüche oder der wunderbare Anblick der Bäume — der Wald tut allen Sinnen gut. Deshalb wollen wir uns in dieser Achtsamkeitsübung ganz auf die sinnliche Wahrnehmung des Waldes einlassen. Suchen Sie sich einen Platz im Wald, an dem Sie verweilen wollen, um sich im nächsten Schritt auf jeden Sinn einzeln zu fokussieren. Schließen Sie die Augen und konzentrieren Sie sich zuerst auf das Hören. Sie werden bemerken, dass Sie durch die volle Konzentration plötzlich zusätzliche Geräusche wahrnehmen — Vogelstimmen, die Sie vorher nicht gehört haben, Blätterrauschen oder vielleicht ein fernes Flugzeug am Himmel. Halten Sie ein paar Minuten die Konzentration und nehmen Sie die Geräusche des Waldes als Meditationsobjekt.

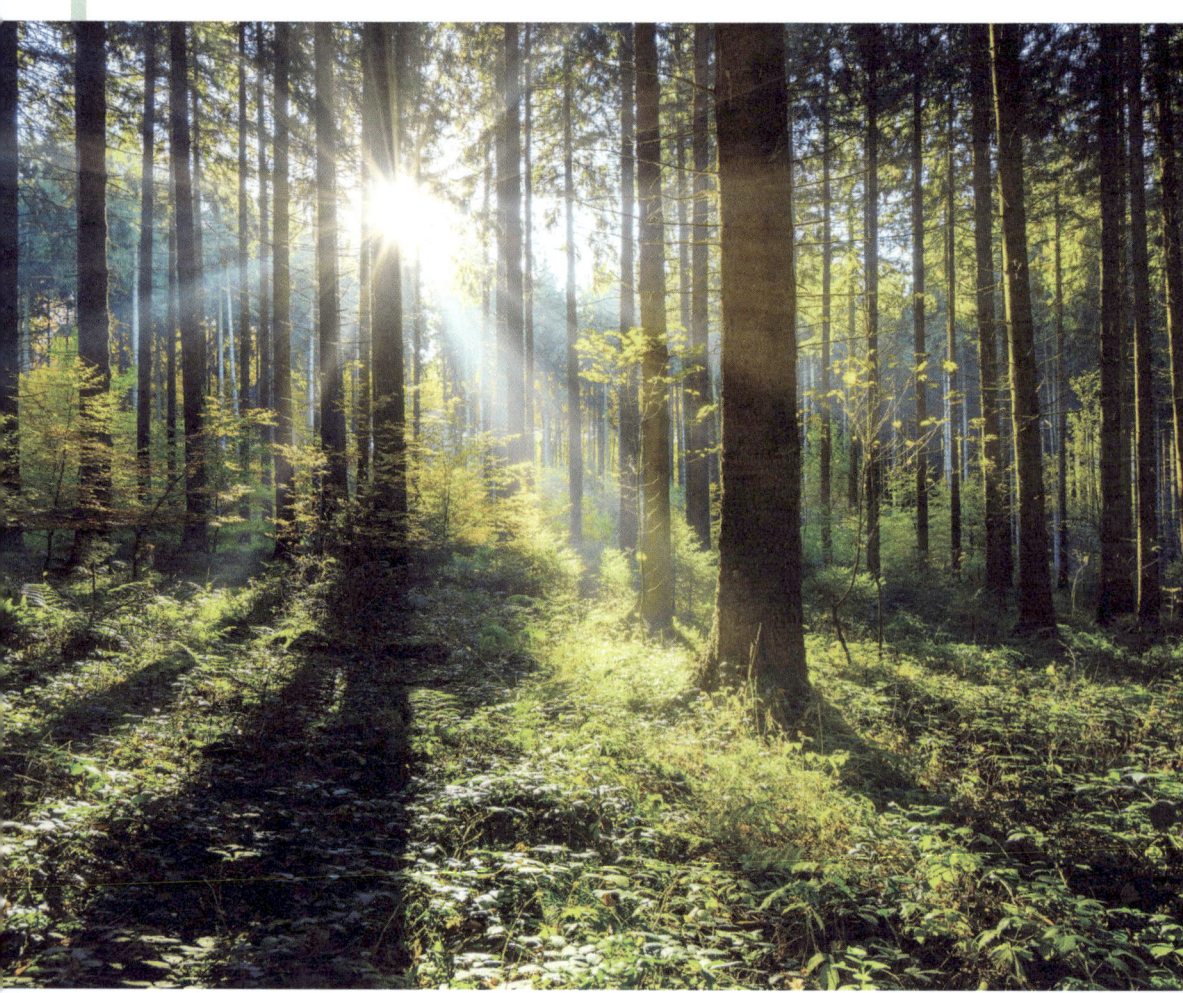

Jetzt wechseln Sie den Sinneskanal und öffnen die Augen, um die Schönheit des Waldes wahrzunehmen. Nun konzentrieren Sie sich einige Minuten ganz auf die visuellen Eindrücke, ohne etwas Bestimmtes zu suchen oder erkennen zu wollen. Sie nehmen einfach wahr. Anschließend bekommt der Geruchssinn seine Zeit und Ihre volle Aufmerksamkeit mit neuerlich geschlossenen Augen. Falls Sie gerade neben einem Beerenstrauch sitzen, können Sie natürlich auch noch den Geschmackssinn miteinbeziehen. Zum Abschluss kommt das Spüren an die Reihe. Vielleicht sind Sie barfuß und können den Waldboden so besonders intensiv wahrnehmen. Oder Sie berühren mit den Händen die Blätter eines Strauches oder eine Moosmatte. Es geht nicht um das Was, sondern nur um das Wie Ihrer sinnlichen Wahrnehmung — ohne Bewertung und ohne gedankliche Interpretation. Wenn Gedanken auftauchen, ist das kein Problem. Sobald es Ihnen allerdings bewusst wird, kehren Sie einfach wieder zur reinen Beobachtung zurück. Und wenn Sie alle Sinne einzeln für einige Minuten wahrgenommen haben, stehen Sie auf, öffnen wieder die Augen und versuchen, alle Sinne gemeinsam in der soeben erfahrenen Intensität wahrzunehmen — alle Geräusche, Gerüche, Details. Sie beginnen nun einen Waldspaziergang in diesem „Sinnesrausch". Sie werden sehen, dass es unmöglich ist, alle Sinneseindrücke wahrzunehmen und gleichzeitig etwas zu denken — der „Arbeitsspeicher" des Gehirns wäre überlastet. Natürlich werden sich aus dem Unterbewusstsein immer wieder Gedanken aufdrängen. Sobald Ihnen das bewusst wird, kehren Sie einfach wieder zu den Reizen des Waldes zurück. Dieses beglückende Erlebnis wird Sie rasch von lästigen Sorgen und Gedanken befreien und Sie werden erfrischt und erholt von Ihrem Waldbad für alle Sinne zurückkehren.

 ## Buchbonus 9

Open-Eye-Meditationen
Eine Meditation mit dem Sonnenuntergang oder einer Blume im Wartezimmer? Meditationen mit offenen Augen sind eine alltagstaugliche Achtsamkeitstechnik, die visuelle Reize als Meditationsobjekt nutzt. Mehr dazu auf www.jungbrunneneffekt.com (Passwort: jungbrunnen2).

Achtsam sein auf die inneren Tyrannen

Wie Sie sich von lästigen „Untermietern" befreien

– Viktor Frankl

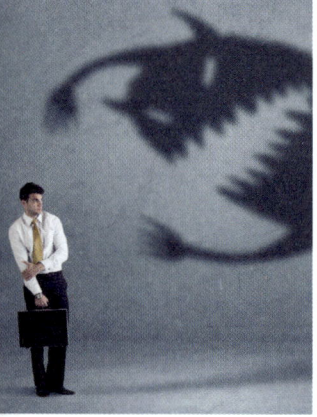

Achtsame Wahrnehmung ist die effektivste Strategie im Umgang mit inneren Tyrannen.

Unsere Psyche, unsere Persönlichkeit ist ein Sammelsurium von oft sehr widersprüchlichen Seelenanteilen, die alle in einem einzigen Körper leben, der all diesen Wünschen und Bedürfnissen genüge tun soll. Dazu kommen manchmal systemische Verstrickungen und alte, nicht verheilte Traumata, die sich im Unterbewusstsein verkapselt haben und von dort Impulse senden, die mit unserer gegenwärtigen Lebenssituation oft nichts zu tun haben und diese massiv stören. Alte destruktive Glaubenssätze, zerstörerische Beziehungsmuster und Suchtimpulse schaden unserer Lebensqualität und trotzdem leben wir sie immer wieder aus, selbst dann, wenn sie uns schon bewusst sind. Warum? Solange wir uns mit diesen Seelenanteilen und Komplexen zur Gänze identifizieren, haben wir keine wirkliche Wahl. Wenn wir uns zum Beispiel sagen, „Ich bin zornig", können wir an diesem Zustand schwer etwas ändern, da „ich bin" eine Verbindung auf der Seinsebene induziert. „Ich erlebe Zorn" ist hingegen eine Perspektive, die auch eine Wahl offenlässt. Sobald wir uns aus der Identifikation mit diesen Impulsen und Komplexen befreien, verhält es sich wie mit den Gedanken. Wir können sie loslassen. Es handelt sich eigentlich um destruktive „Untermieter", die unser Haus schädigen, verschmutzen oder Unruhe schaffen. Es wird Zeit, dass wir diesen Untermietern kündigen, wenn sie sich nicht ordentlich benehmen, und dass wir selbst wieder Herr im Haus werden. Die Meditation, die achtsame Wahrnehmung, ist der Königsweg, um uns von diesen inneren Tyrannen zu befreien. Je mehr Sie die innere Achtsamkeit im Alltag praktizieren, desto stärker werden ihre „Achtsamkeitsmuskeln", und umso leichter wird es Ihnen fallen, sich aus der unheilvollen Umarmung dieser Untermieter zu befreien und sie aus Ihrem Haus zu komplimentieren. Dieser Effekt wurde übrigens gerade in Bezug auf suchthaftes Verhalten, insbesondere bei übermäßigem Essen, wissenschaftlich gut dokumentiert. An der Universität Wageningen in den Niederlanden wurde das Essverhalten von 400 Meditierenden über einen Zeitraum von zwei Jahren mit einer nichtmeditierenden Kontrollgruppe verglichen. Die Studie belegte, dass die Meditierenden eindeutig besser zwischen echtem Hunger und suchthaftem Essverhalten unterscheiden konnten. Durch die Meditation wurden ihre Wahrnehmung, ihr Selbstbewusstsein und auch ihre Selbstkontrolle verbessert, und sie konnten so bewusstere, gesündere Essensentscheidungen treffen. Es ist verblüffend, dass die achtsame Wahrnehmung der „inneren Tyrannen", das Gewahrwerden ihres Anschleichens aus dem Unterbewusstsein, bereits ausreicht, um ihnen ihre Macht über uns zu nehmen und sie in Luft aufzulösen. Nur Sie entscheiden in Wahrheit, wer in Ihrem Haus wohnen darf, alleine durch die Kraft Ihres Bewusstseins und Ihrer Achtsamkeit. Das mag nicht immer gleich gut gelingen, aber Sie bekommen an jedem Tag, in jedem Augenblick eine neue Chance und werden immer besser.

JUNGBRUNNEN-EFFEKT-PRAXIS-TIPP
DIE NOTFALLATMUNG

Wenn Sie bemerken, dass ein bestimmter unerwünschter Impuls zu mächtig wird, können ein paar tiefe Atemzüge Wunder wirken. Nehmen Sie im Sinne der Atembeobachtung (siehe auch „Der Jungbrunnen-Effekt", Band 1) einfach drei besonders tiefe Atemzüge, und konzentrieren Sie sich dabei ganz auf die körperliche Wahrnehmung. Dem Impuls, der Sie sonst vielleicht dazu verleitet hätte, einen unnötigen Schokoriegel zu verdrücken oder eine Zigarette anzuzünden, wird in den entscheidenden Sekunden die Energie genommen. Sie schenken ihm keine Beachtung, befeuern ihn nicht mit weiteren Gedanken und Emotionen, sondern spüren in sich hinein und erlauben Ihrem Körper, die richtige Antwort auf schädliche und ungesunde Impulse zu geben — nämlich: ihnen nicht zu folgen. Sie können die Notfallatmung auch noch mit der 6-3-6-Technik verfeinern. Zählen Sie bis sechs, während Sie einatmen — halten Sie die Luft an und zählen Sie bis drei — und zählen Sie bis sechs, während Sie ausatmen. Das kann speziell bei Meditationsanfängern helfen, sich ganz auf den Atem zu konzentrieren und so für die entscheidenden Momente in die Achtsamkeit zu kommen und aus einem sich beschleunigenden Suchtimpulskreislauf auszusteigen.

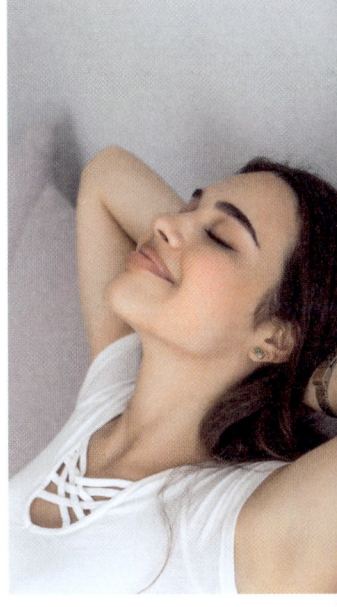

Die praktische Notfallatmung: Nur ein paar tiefe Atemzüge bewahren Sie vor schlechten Entscheidungen, ungesunden Impulsen und scheinbar ausweglosen Situationen.

ALI und die Kraft des Erinnerns

Der Weg der Achtsamkeit ist ein kontinuierliches Sich-Erinnern. Es ist schon schwierig genug, während einer Meditation die Achtsamkeit zu halten, geschweige denn im Trubel des Alltags. Wann immer wir uns erschöpft, überfordert oder gestresst fühlen, ist es eine enorme Unterstützung, wenn wir eine Minipause mit ALI machen. ALI steht für ACHTSAMKEIT, LÄCHELN und INNEHALTEN. Wie schon bei der Notfallatmung erwähnt, reichen meistens drei Atemzüge aus, um uns neu zu zentrieren. Der Atem bringt Körper und Geist im Moment zusammen. Das Lächeln schenkt uns liebevolle Zuwendung und stimmt die inneren Kritiker milde. Das Innehalten schenkt uns einen Moment des Seins jenseits des Funktionierens und Tuns. Und wir können es im Sinne der transformierenden Kraft der Haltung mit dem Aufrichten unseres Körpers verbinden. Wir dürfen uns selbst immer wieder an ALI erinnern und spüren sofort die positiven Auswirkungen. Gerade wenn wir es am dringendsten brauchen würden, verlieren wir uns oft im Trubel des Alltags und werden weggespült vom Sog unserer Impulse, Gedanken und Emotionen. Deshalb ist es so hilfreich, wenn wir uns Anker und Reminder im Außen setzen. Wir können ALI zum Beispiel als Smiley auf ein Post-it zeichnen und es auf unseren Bildschirm am Schreibtisch kleben, auf den Kühlschrank, auf die Espressomaschine oder auf das Armaturenbrett des Autos. Es kann auch hilfreich sein, ALI mit anderen Ankern in der Außenwelt zu verbinden, etwa mit lauten Geräuschen, roten Ampeln, Wartezeiten, Computerabstürzen. Oder setzen Sie sich mehrmals am Tag einen sanften Achtsamkeitsalarm am Handy. Ein Erinnerungsstein in der Hosentasche erfüllt ebenso seinen Zweck. Wann immer Sie ihn spüren, erinnern Sie sich an ALI. Spannen Sie sich ein ALI-Sicherheitsnetz und erinnern Sie sich so oft wie möglich an die Macht der Achtsamkeit.

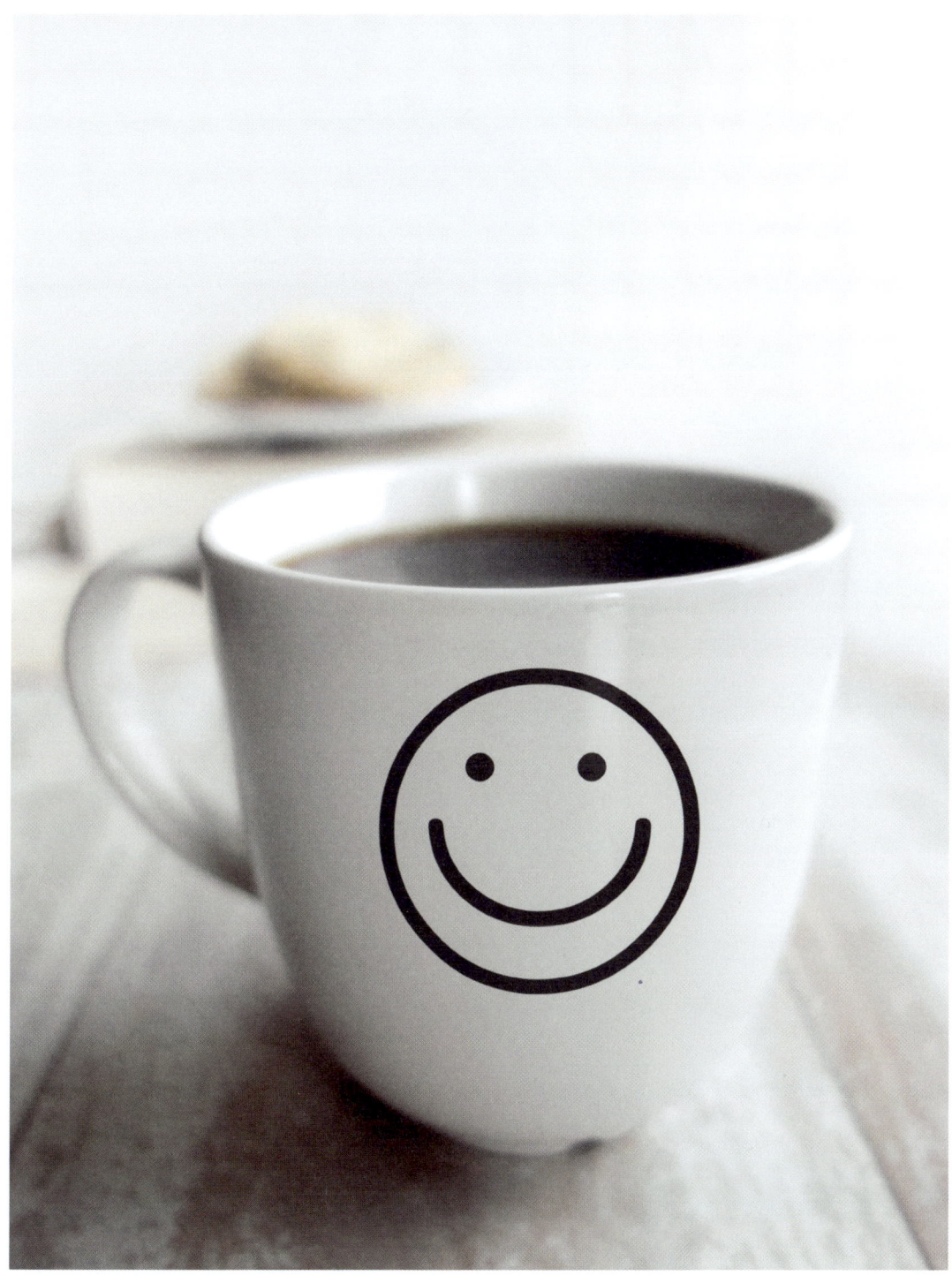

Achtsamkeit - Lächeln - Innehalten.
ALI hilft immer!

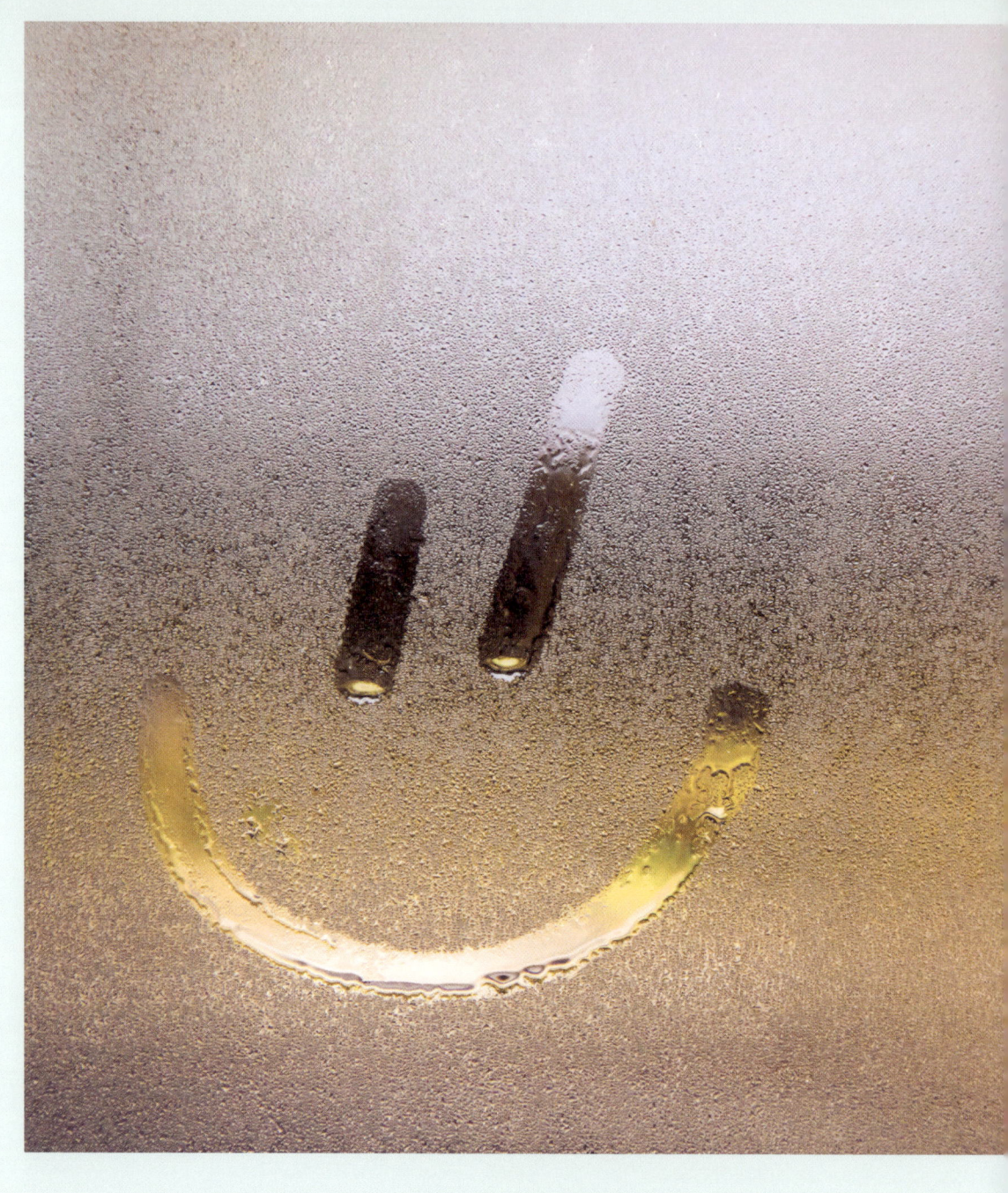

5.

Jungbrunnen-Mentaltechniken

Positiv denken – Willenskraft stärken – Wunschziele erreichen

Mit Mentaltechniken können wir großen Einfluss auf unsere Gedanken und Emotionen nehmen. Wir können negative Gedanken loslassen und förderliche Gedanken ins Unterbewusstsein einbringen sowie Emotionen erzeugen, die unsere Willenskraft und Selbstkontrolle nähren und Ziele erreichbar machen.

Denk dich glücklich

Chancen und Gefahren des positiven Denkens

Positives Denken unterstützt Menschen, eine optimistische Grundhaltung zu erreichen, konstruktiver mit Problemen umzugehen und schneller zu besseren Lösungen zu gelangen. Nebeneffekte sind weniger Stress und eine höhere Lebenszufriedenheit.

Der berühmte Kurzzeit-Therapeut Steve de Shazer ist der Überzeugung, dass es meist hilfreicher ist, sich auf Wünsche und Ziele zu konzentrieren, statt auf Probleme und ihre Entstehung. Er umschreibt dies mit einer Metapher: Wenn ich in einem brennenden Hochhaus bin, hilft es wenig zu fragen: „Wie ist der Brand entstanden?", jedoch viel zu fragen: „Wo ist der Notausgang?"

Kritiker des positiven Denkens meinen, zu viel positives Denken führe zu Realitätsverlust. Bei ausschließlich positivem Denken wäre dies auch der Fall. In gesundem Ausmaß ist es jedoch eine hilfreiche Methode für ein glückliches und zufriedenes Leben. Vor allem bei Dingen, die wir ohnehin nicht ändern können.

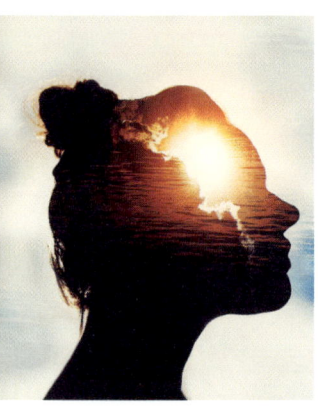

Licht oder Schatten? Wie wir denken, liegt in unserer Hand.

Sie haben die Wahl

Sie können sicher nicht über alle Außenfaktoren in Ihrem Leben entscheiden. Aber Sie haben immer die Freiheit zu entscheiden, wie Sie darüber denken. Wenn z. B. ein Blumentopf zu Bruch gegangen ist, können Sie sich darüber ärgern oder auch jemand anderem zuschreiben, ihn mit Absicht zerstört zu haben und einen Streit darüber beginnen. Oder Sie topfen die Pflanze einfach um. Welche Variante Sie auch immer wählen – in beiden Fällen ist der Blumentopf kaputt. Ihre Entscheidung ist, welche Emotionen Sie damit verbinden.

Machen Sie sich negative Gedanken bewusst

Notieren Sie einen Tag lang Ihre Gedanken. Wie häufig denken Sie positiv? Wie häufig negativ? Bei mehr als 20 Prozent negativer Gedanken empfiehlt sich, einige Denk-Dich-glücklich-Techniken auszuprobieren.

Entscheiden Sie, was Sie an sich heranlassen

Häufig tragen andere Menschen Alltagsbefindlichkeiten an uns heran, die Zeit und Energie binden, aber keine positive Dynamik entwickeln. Oft möchte man aus solch einem Gespräch ausbrechen, findet aber nicht die richtige Formulierung. Beachten Sie in diesen Gesprächen, dass eine problemorientierte Kommunikation Veränderung und positive Dynamik ausbremst. Entscheiden Sie, mit wem Sie sich unterhalten und steuern Sie die Themen und deren Richtung aktiv mit. Ein wunderbares Mittel dazu sind lösungsorientierte Fragen:

Denken Sie lösungsorientiert und verwenden Sie positive Formulierungen

Positive Formulierungen wie „ich" statt „man", „ich darf/kann/werde" statt „ich muss", „ich will nicht" statt „ich kann nicht", „Herausforderung statt „Problem", „und" statt „aber" bringen uns schneller voran, und Fragen wie „Was möchtest du?", „Worum geht es dir?", „Was ist möglich?", „Wie kann es gehen?", „Wer kann helfen?", „Was hättest du jetzt gerne?", „Wie kann ich dich unterstützen?" unterstützen uns, Lösungen zu finden.

Machen Sie es ein bisschen besser

Ordnen Sie Ihr aktuelles Problem auf einer Skala von 0 (es ist gut) bis 10 (dramatisch) ein. Angenommen, Sie wählen die 6 (also schon recht schlimm), fragen Sie sich: „Was müsste ich tun, damit die 5 passend ist?" So finden Sie kleine Verbesserungen und erste Lösungsansätze, ohne von der Lösung des gesamten Problems erschlagen zu sein.

Lernen Sie aus Rückschlägen

Enttäuschungen und Rückschläge gehören zum Leben. Sie können sich immer fragen: „Was kann ich daraus lernen?" oder „Wie würde ich das nächste Mal in der gleichen Situation re/agieren?"

Kleine Änderung – große Wirkung

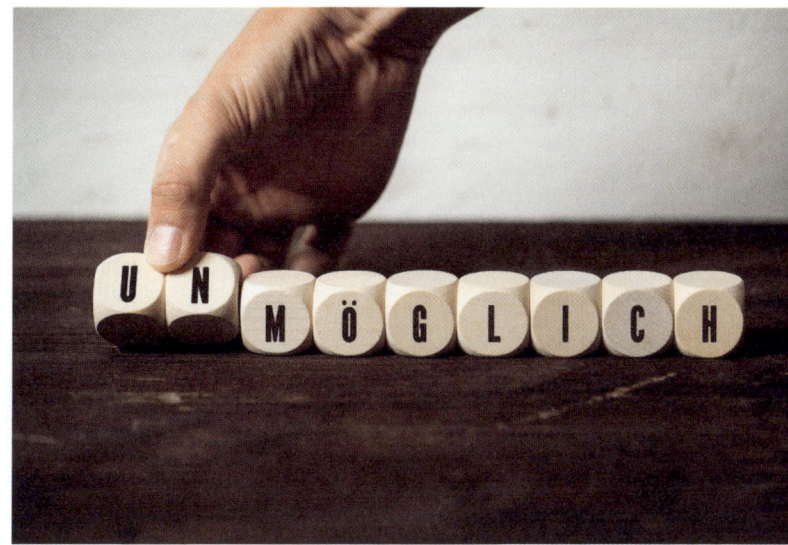

Lebensenergie managen

Bewusst und kraftvoll durchs Leben gehen

Lebensenergie ist die wissenschaftlich nicht erklärbare Kraft, die uns am Leben hält, mitverantwortlich ist, dass wir Ziele erreichen, kraftvoll durchs Leben gehen und Freude an unserem Tun empfinden. Neben Zeit in der Natur und mit uns selbst, geben uns auch Menschen und Aktivitäten Energie. Demgegenüber gibt es auch Situationen, die als energieraubend wahrgenommen werden. Da unsere Energie begrenzt ist, ist es gerade in fordernden Zeiten wichtig, die vorhandene Lebensenergie gut zu managen. Machen Sie sich Ihre eigenen Energiequellen bewusst und halten Sie Ihre Energiequellen und -räuber fest. So bemerken Sie schnell, falls Sie ins Ungleichgewicht kommen.

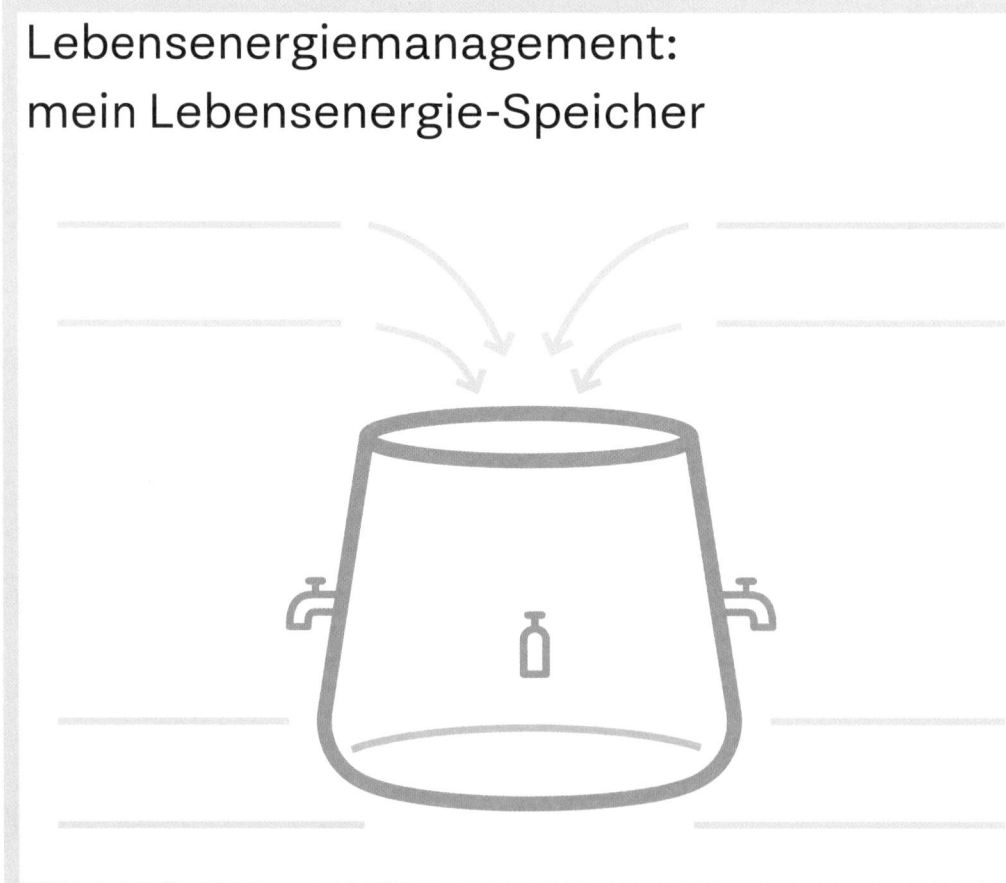

Lebensenergiemanagement: mein Lebensenergie-Speicher

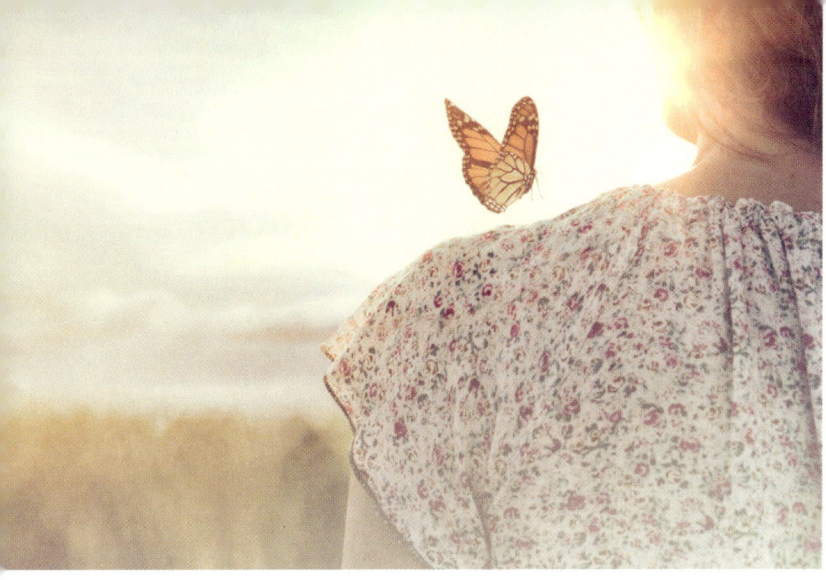

Achtsam mit seiner Lebensenergie umgehen: kleine Veränderungen im Blick halten.

1. Zeichnen Sie ein Gefäß, das Ihren Lebensenergie-Speicher symbolisiert, oder verwenden Sie die Vorlage im Buch.

2. Füllen Sie das Speicher-Gefäß mit Ihrer Lebensenergie. Bis wohin reicht sie derzeit? Ist das Gefäß randvoll, halbvoll …?

3. Markieren Sie bei den Füllpfeilen, was Ihnen Lebensenergie gibt (Menschen, Aktivitäten, Hobbies, Erlebnisse etc.).

4. Vermerken Sie unter den Zapfhähnen, was Ihnen Energie raubt (z. B. der Kontakt mit bestimmten Menschen, Gespräche oder Themen, Aktivitäten oder Erlebnisse).

5. Treten Sie einen Schritt zurück und betrachten Sie Ihre Visualisierung. Wie häufig nähren Sie Ihre Lebensenergie bzw. verbringen Zeit mit den Menschen und Dingen, die Ihre Energie nähren?

Was tun Sie, wenn in Ihrem Leben Stress oder Druck zunehmen? Lassen Sie dann genau die Aktivitäten weg, die Ihnen eigentlich Energie geben?
Was sind die ersten kleinen Anzeichen, wenn Sie beginnen, weniger energiespendende Aktivitäten auszuüben (z. B. der Morgenlauf, der kürzer ausfällt).

6. Blicken Sie in Ihren Kalender und notieren Sie, welche Handlungen Sie in den letzten vier Wochen gesetzt haben, um Ihre Energiespeicher zu füllen und wie viel Zeit Sie Ihren Energieräubern/-vampiren gegeben haben.

7. Die Vereinbarung mit mir selbst/Meine Wenn-Dann-Strategie: Wenn ich in Zukunft bemerke, dass ich meine energiespenden-den Routinen reduziere, werde ich …

Jeden Tag ein bisschen besser

Selbstkontrolle und Willensstärke für Ihren Jungbrunnen-Weg

Positives Denken und Lebensenergiemanagement sind wirksame Techniken – vor allem, wenn wir sie routiniert anwenden. Und doch konfrontiert uns das Leben mit zahlreichen Versuchungen, Ablenkungen, inneren Schweinehunden und Tyrannen. Um diesen Versuchungen zu widerstehen, brauchen wir Willenskraft und Selbstkontrolle. Wie die meisten von uns wohl schon erfahren haben, sind diese beiden Ressourcen leider begrenzt. Es ist daher wichtig zu wissen, wann und wofür wir diese einsetzen wollen.

Weshalb ist Selbstkontrolle so wichtig?

Selbstkontrolle, Selbstdisziplin und Willensstärke haben meist einen geringen Stellenwert in unserer Werteskala. In einer Studie des Values in Action Instituts nennen Menschen, die nach ihren persönlichen Stärken gefragt werden, Selbstdisziplin meist an letzter Stelle. Bei der Frage nach den persönlichen Schwächen steht sie hingegen ganz oben. Dabei haben Selbstkontrolle und Willensstärke entscheidenden Einfluss auf unser Leben.

Kennen Sie die Marshmallow-Studie? Ein Vorschulkind sitzt in einem leeren Raum vor einem Marshmallow. Das Kind bekommt die Alternative, dem Marshmallow für 15 Minuten zu widerstehen und danach einen zweiten zu erhalten – oder ihn gleich zu essen und keinen weiteren zu bekommen. Eine größere Belohnung für ein paar Minuten Willensstärke.

Die Langzeitstudie des Persönlichkeitspsychologen Walter Mischel belegt eindrucksvoll, dass die Fähigkeit, Belohnungen aufzuschieben, große Auswirkung auf akademischen, emotionalen und sozialen Erfolg hat. Die Kinder dieser Studie wurden bis ins Erwachsenenalter beobachtet. Das Ergebnis: Vierjährige, die dem Marshmallow widerstanden, waren in späteren Jahren konzentrierter, hatten bessere Ergebnisse in der Schule und erreichten ein höheres Bildungsniveau. Als Erwachsene waren sie seltener übergewichtig, lebten stabilere Beziehungen und verdienten mehr Geld.

Die Relevanz von Selbstkontrolle wird auch in vielen weiteren

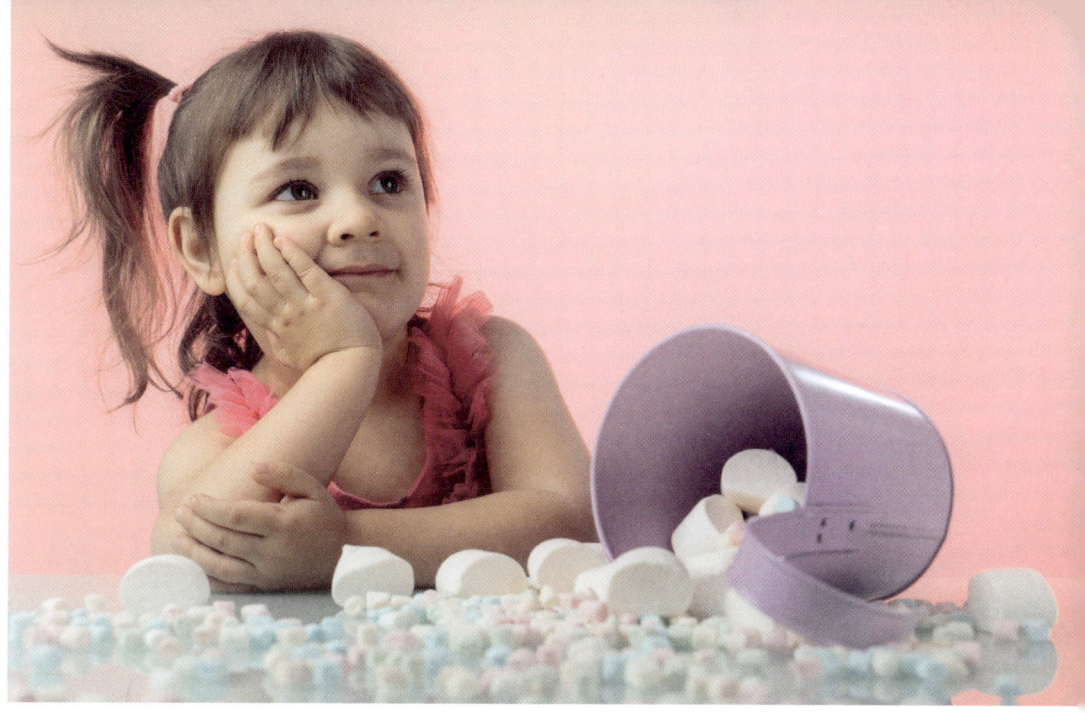

Studien belegt. Selbstdisziplin ist – neben Intelligenz – diejenige Persönlichkeitseigenschaft, die am meisten zu unserem Wohlbefinden, Glück und Erfolg beiträgt.

Das Marshmallow-Experiment: Selbstkontrolle ist entscheidend für unseren Lebenserfolg.

Wie funktioniert Selbstkontrolle?

Walter Mischel erklärt, dass unser Gehirn über zwei Systeme für Willensstärke verfügt: ein „heißes" und ein „kühles" System. Das „kühle" System agiert kognitiv, reflektierend, ist langsamer und erfordert bewusste Anstrengung. Es liegt im präfrontalen Kortex und ist für Problemlösung, kreatives Denken und Impulskontrolle entscheidend. Das „heiße" System reagiert emotional, reflexgesteuert und unbewusst. Es liegt im ventralen Striatum und ist bei Verlangen, Lust und Sucht aktiv.

Der Unterschied zwischen „heiß" und „kühl" wurde auch im Marshmallow-Experiment deutlich: Wenn ein Kind gebeten wurde, einmal „heiß" (denk daran, wie sich der Marshmallow im Mund anfühlt) und einmal „kühl" (denk an seine Form) zu denken, betrug der Unterschied, wie lange das Kind der Versuchung widerstehen konnte, einige Sekunden versus 17 Minuten! Und das alleine auf Basis der Gedanken, die sich ein/e Vierjährige/r über einen Marshmallow macht.

Der Schlüssel zu mehr Selbstkontrolle liegt also im bewussten Denken: Wir können Verlockungen besser widerstehen, wenn wir sie einfach „abkühlen" – also beschreiben, bewerten und Strategien für „heiße" Momente vorbereiten.

Die zwölf besten Strategien für mehr Selbstkontrolle

1. **Sorgen Sie für guten Schlaf**
   Disziplin und Willensstärke sind am höchsten, wenn wir ausgeruht und satt sind. Planen Sie wichtige Aktivitäten, für die Sie hohe Willenskraft benötigen, früh am Tag ein, wenn Sie ausgeschlafen sind.

2. **Lassen Sie keinen Stress aufkommen**
   Stress schwächt das kühle System. Daher neigen wir im Stress dazu, gesunde Routinen zu vernachlässigen und wählen ungesunde Verführungen. Mit der Übung „Lebensenergiemanagement" (siehe Seite 98) erkennen Sie Zeichen für Stress schneller, können gegensteuern und kommen gar nicht in einen Mangelzustand des „kühlen" Systems.

3. **Setzen Sie sich realistische Ziele und kleinere Zwischenziele**
   Zu viele und zu ambitionierte Ziele sind ein sicheres Rezept, dass sich Vorsätze in Luft auflösen. Setzen Sie sich Zwischenziele und arbeiten Sie sich in kleinen Schritten vor, z. B. mit dem „10-Wochen-Umsetzungsplan" aus „Der Jungbrunnen-Effekt", Band 1 – hier beginnen gesundheitsfördernde Routinen mit kleinen Intervallen, die in realistischen Schritten gesteigert werden.

4. **Behalten Sie das große Bild im Blick**
   Denken Sie daran, was der Lohn Ihrer Anstrengung ist, anstatt an die Anstrengung selbst zu denken. „Ich investiere in die 70-jährige Bergsteigerin, die ich sein werde" anstatt „jetzt muss ich auch noch Sport machen".

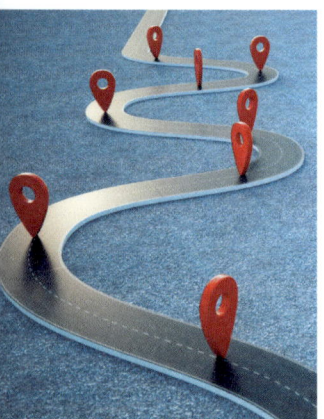

Zwischenziele setzen. Eine wichtige Strategie für mehr Selbstkontrolle.

5. **Sorgen Sie für Ordnung**
   Studien zeigen, dass Ordnung Disziplin fördert. Ein aufgeräumter Schreibtisch, ein gemachtes Bett etc. helfen, die Disziplin zu wahren.

6. **Schaffen Sie gesunde Routinen**
   Selbstdisziplin und Routinen bedingen einander. Je mehr Selbstkontrollstrategien bereits zu Ihrer Routine geworden sind, umso weniger Willenskraft benötigen Sie, um diese zu aktivieren.

7. **Geben Sie ein Versprechen ab**
   Verpflichtungen – egal, ob sich selbst oder anderen gegenüber – führen zum Erfolg. Studienergebnisse zeigen eine 40 Prozent höhere Erfolgsquote, wenn Menschen das Erreichen eines Zieles an eine Belohnung oder Bestrafung koppeln. Dies gilt aber nur, wenn die Verpflichtung freiwillig erfolgt.

8. Vermeiden Sie Versuchungen …

Legen Sie Ihren Alltag so an, dass Sie gar nicht in Versuchung kommen. Die Schokolade, die Sie nicht gekauft haben, können Sie abends auch nicht essen. Und den Morgenlauf, den Sie bereits absolviert haben, können Sie nicht mehr auf morgen verschieben.

9. … oder sagen Sie „Ja" zur Versuchung und schieben Sie die Versuchung dann einfach auf

Quälen Sie sich nicht mit Verboten, sondern sagen Sie ab und zu „Ja!" zur Versuchung. Verschieben Sie die Versuchung allerdings im gleichen Atemzug auf später. Diese Technik braucht weniger Willenskraft, und oft haben wir aufgeschobene Versuchungen nach einiger Zeit einfach vergessen.

10. Beachten Sie schwindende Willenskraft

Sozialpsychologe Roy Baumeister fand heraus, dass unsere Willenskraft wie jeder andere Muskel erschöpfen kann. Symptome abnehmender Willenskraft sind: intensiveres Wahrnehmen, Reizbarkeit, Bequemlichkeit, Entscheidungs- und Meinungsschwäche. Da wir täglich Versuchungen im Ausmaß von drei bis vier Stunden widerstehen müssen, macht es Sinn, unsere Selbstkontrolle zielgerichtet einzusetzen. Erledigen Sie Wichtiges zuerst. In Momenten schwindender Willensstärke helfen oft Erste-Hilfe-Fragen: „Was dient meinem Ziel mehr: Variante eins oder zwei?" Nehmen Sie drei tiefe Atemzüge, während Sie der Antwort nachgehen.

11. Erstellen Sie Wenn-Dann-Strategien

Bereiten Sie Strategien vor, die Sie in „heißen" Momenten automatisiert anwenden. Dies sind oft einfache Formulierungen wie „Wenn ich das Dessert-Menü bekomme, bestelle ich zunächst einen Kaffee. Erst beim Kaffee entscheide ich, ob ich noch hungrig bin."

12. Denken Sie in der Fülle statt im Mangel

Statt „noch zwei Stunden hungern" denken Sie „Ich kann noch zwei Stunden Willenskraft trainieren – so wird mir das Fasten morgen noch leichter fallen." Der Gedanke daran, wie Sie sich fühlen werden, wenn Sie Ihr Ziel erreicht haben, gibt Ihnen noch einen zusätzlichen Motivationsschub.

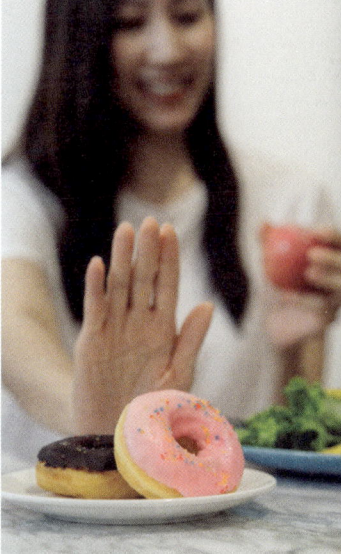

Aus den Augen, aus dem Sinn: Vermeiden Sie Versuchungen.

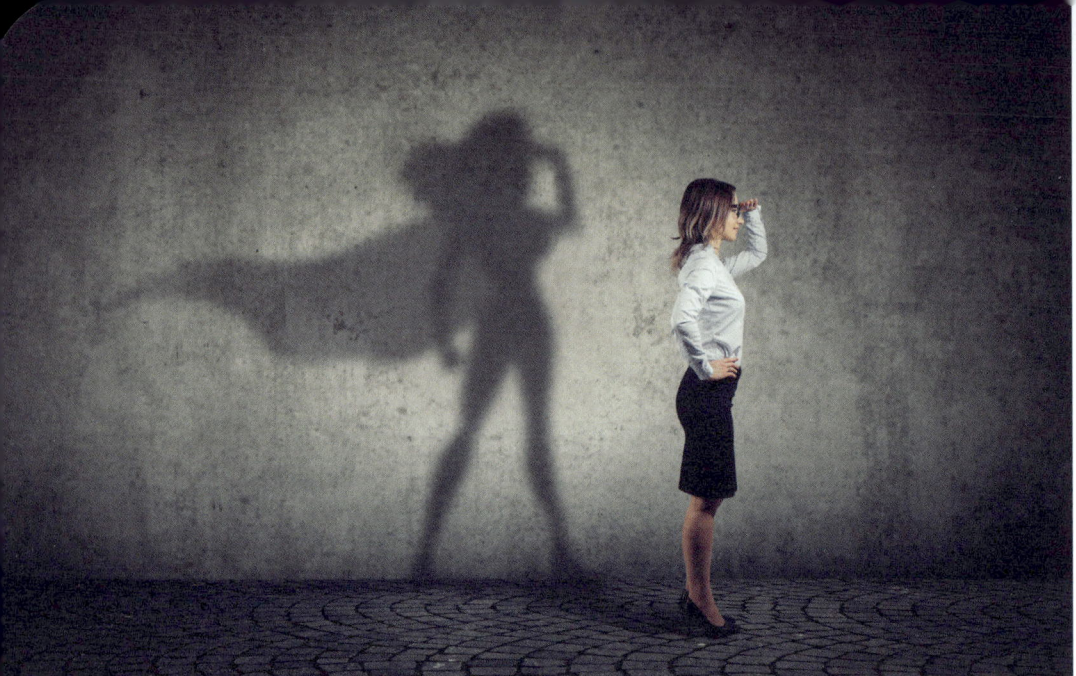

Die richtigen Strategien und tägliches Training fördern die Superkraft „Willensstärke".

Die sechs Richtigen: Strategien der Marshmallow-Kinder für Ihre Praxisanwendung

1. **Sehen Sie einfach nicht hin**
   Kinder, die den Marshmallow verdecken, halten zehnmal so lange durch.

2. **Erinnern Sie sich selbst**
   Sage Sie sich einfach: „Ich faste heute 16 Stunden und trage damit zur Erreichung meines Ziels ...... bei."

3. **Machen Sie Alternativen deutlich**
   „Wenn ich jetzt esse, habe ich schon 14 Stunden geschafft. Wenn ich noch zwei Stunden warte, werde ich richtig stolz auf mich sein."

4. **Lenken Sie sich ab**
   Denken oder sprechen Sie über etwas anderes, hören Sie Musik, tanzen oder singen Sie.

5. **Achten Sie auf positive Emotionen**
   Wenn wir uns schlecht fühlen, sind wir weniger bereit, Belohnungen aufzuschieben. Kinder, die an eine positive Situation dachten, konnten dreimal so lange warten als Kinder, die an etwas Negatives dachten. In diesem Sinne: Lächeln Sie sich nicht nur glücklich, sondern auch schlank!

6. **Machen Sie die Verführung weniger attraktiv**
   Denken Sie z. B. daran, dass der Koch gerade auf die Schwarzwälder Kirschtorte geniest hat.

Möglicherweise schmunzeln Sie über diese simplen Strategien – aber das ist genau das Wirkungsvolle: Sie sind ausgesprochen einfach und jederzeit anwendbar. Man muss sie nur kennen und zum benötigten Zeitpunkt einsetzen.

Üben und trainieren fördert Ihre Willensstärke

Wie wir unsere Muskelkraft durch Sport steigern können, können wir auch unsere Willenskraft durch geeignetes Training entwickeln. Selbstverständlich gilt es, mit Ihrer Willensstärke ressourcenschonend umzugehen und diese für wichtige Momente zu reservieren. Dennoch macht es Sinn, unsere Willensstärke Schritt für Schritt zu trainieren und zu steigern. Studien zeigen, dass dies am besten durch kleine Verhaltensübungen funktioniert, die Sie zu Zeiten praktizieren, wenn Sie Ihre Willensstärke gerade nicht für Wichtiges benötigen.

Hier einige Übungsbeispiele:

- Machen Sie zu jeder vollen Stunde eine kurze Atemübung.
- Verschenken Sie täglich einen Euro.
- Lassen Sie den letzten Bissen am Teller liegen.
- Benutzen Sie die ungewohnte Hand für z. B. Zähneputzen, Frisieren, Rasieren, Trinken oder das Verwenden von Leuchtstift oder Computermaus.
- Lassen Sie jemanden an der Kassa vor.
- Nehmen Sie die Treppe oder steigen Sie zwei U-Bahn-Stationen früher aus und gehen Sie den Rest zu Fuß.
- Suchen Sie dreimal täglich Blickkontakt mit einer/m Fremden und lächeln freundlich.
- Beginnen Sie nicht unmittelbar mit dem Essen. Warten Sie, indem Sie bis 30 zählen, Ihre Dankbarkeit über die gute Mahlzeit zum Ausdruck bringen, oder ein Tischgebet sprechen.

Beim Training gilt: Solange Sie noch aktiv an die neue Verhaltensweise denken müssen, können Sie von einem Trainingseffekt ausgehen.

Meine besten Kurz-Übungen für mehr Willensstärke

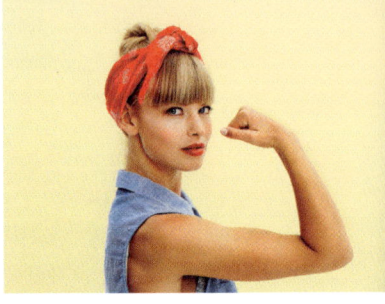

Trockentraining: Steigern Sie Ihre Willenskraft

Lernen Sie dafür aus Ihren eigenen Erfolgen, machen Sie sich negative Verhaltensketten bewusst und finden Sie Alternativbelohnungen und Strategien für herausfordernde Situationen.

Der Vorteil dieses „Trockentrainings" ist, dass Sie nicht spontan aus dem „heißen" System agieren müssen, sondern in Ruhe mit „kühlem" Kopf Strategien entwickeln können.

Trainieren Sie Ihre Willenskraft – so widerstehen Sie Versuchungen.

Meine Erfolgserlebnisse

Lernen Sie aus Ihren Erfolgen und festigen Sie gute Gewohnheiten.

Versuchungen, die ich gemeistert habe	Strategien, die geholfen haben

Alternativbelohnungen finden

Finden Sie heraus, was Ihnen z. B. statt Schokolade guttut. So führt Musik und Tanzen ebenfalls zu einem Ausstoß des Belohnungsbotenstoffes Dopamin.

Meine Versuchung	Alternativbelohnungen, die besser für mich sind

Negative Verhaltensketten bewusst machen

Ist Ihnen schon aufgefallen, dass Sie beim Fernsehen eher zu Snacks greifen, als wenn Sie ein Buch lesen? Und nach der Schokolade wollen Sie die Gummibären? Hätten Sie den Fernseher nicht eingeschaltet, wären die Gummibären noch am Leben.

Machen Sie sich negative Versuchungsketten bewusst und halten Sie fest, welche Handlung weitere negative Gewohnheiten auslöst. So können Sie mittels Wenn-Dann-Strategie vorbeugen, die Verhaltenskette gar nicht erst auszulösen.

Auslöser	Handlung	Folgehandlung	Wenn-Dann-Strategie

Buchbonus 10

Alle Willenskraftprotokolle finden Sie online als PDF-Download. Auf www.jungbrunneneffekt.com mit dem Passwort jungbrunnen2 abrufen.

Üben und trainieren Sie

Bleiben Sie dran. Je öfter Sie Ihre Willenskraft trainieren, umso leichter widerstehen Sie Versuchungen und umso schneller wird der Jungbrunnen-Lebensstil zur Routine. Übrigens: Je mehr wir unser Leben dank Gewohnheiten im Griff haben, umso weniger Stress empfinden wir.

JUNGBRUNNEN-EFFEKT-PRAXIS-TIPP:
Teilen Sie Ihre besten Übungen in der Jungbrunnen-Community und profitieren Sie von den Ideen Ihrer Jungbrunnen-KollegInnen auf unserer Facebook-Gruppe „Jungbrunnen-Effekt Community"

Der große Schweinehund-Test

→ „Kenne deinen Feind, und du wirst gewinnen" – Nach Sunzi

Wir kennen ihn alle – den größten Herausforderer unserer
Willenskraft: den inneren Schweinehund. Je besser wir ihn kennen,
umso leichter können wir ihn zähmen oder besser noch zum Freund
machen. Um Ihnen zu helfen, herauszufinden, welcher Typ Ihr
Schweinehund ist und welche die besten Strategien für einen guten
Umgang mit ihm sind, haben wir den großen Schweinehund-Test
entwickelt.

    Beantworten Sie die Fragen und notieren Sie die Buchstaben
Ihrer Antwort. Die am häufigsten angekreuzten führen Sie zum
Ergebnis.

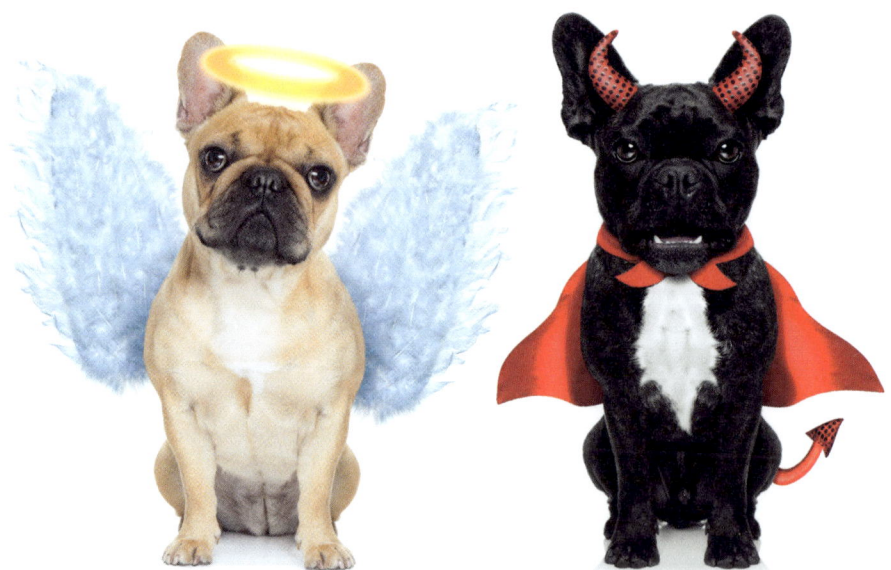

Es ist 6.30 Uhr morgens, der Wecker läutet – was tun Sie?

a. Welcher Wecker? Oh, den habe ich wohl vergessen einzuschalten.

b. Ich drücke die Snooze-Taste. Natürlich mehrfach.

c. Klarer Fall: den Wecker ausschalten.

d. Hurra, endlich wieder was zu essen – Zeit für ein ausgedehntes Luxusfrühstück.

e. Ich werfe den Wecker gegen die Wand und ärgere mich, dass ich mich nicht im Griff habe.

f. Ich bin schon seit zehn Minuten wach, habe bereits mein Dankbarkeitsritual absolviert und bin startklar für den Morgenlauf.

Beim Einkauf entdecken Sie Schokolade an der Kassa. Wie ist Ihre Reaktion?

a. Schokolade hat besonders viele Flavonoide, die antioxidativ wirken – diese Medizin lasse ich mir sicher nicht entgehen.

b. Oh – da nehme ich doch gleich mehrere davon – nur dieses eine Mal. Und ich muss sie ja nicht gleich bzw. nicht alle auf einmal essen.

c. Wozu verzichten? Ich schaffe ohnehin keinen zuckerfreien Tag.

d. Ich nehme lieber gleich die schöne Schokotorte mit den glacierten Erdbeeren vom Konditor.

e. Aufreißen und reinhauen! Und wieder nicht geschafft – typisch!

f. Welche Schokolade? Ich bin gerade mit meiner Willenskraftübung beschäftigt und lächle die Dame an der Kassa an.

14 Stunden fasten sind schon geschafft. Plötzlich betritt Ihre Kollegin das Zimmer und hat wunderbar duftenden Cappuccino mitgebracht.

a. Ich trinke den Cappuccino und überprüfe später, ob lange Nahrungskarenz tatsächlich gesund ist. Wenn ja, starte ich eben morgen.

b. Ein paar Schlückchen Cappuccino können nicht schaden. Und Netzwerken ist essenziell – nur heute …

c. Wenn schon eine Ausnahme, dann richtig. Also noch ein bisschen Schlagobers zum Kaffee und die wunderbaren Schokoplätzchen aus der Lade …

d. Ich sage selbstverständlich „Nein". Fasten ist nicht verhandelbar. Obwohl – dieser herrliche Duft – ein kleines Schlückchen probiere ich. Morgen mache ich dafür länger Sport!

e. 16 Stunden schaffe ich ohnehin nicht – was soll's …

f. Ich bedanke mich bei meiner Kollegin und erzähle ihr vom Jungbrunnen-Effekt. Nachdem ich zwei Stunden geschwärmt habe, trinke ich den Cappuccino.

Täglich 30 Minuten Sport sind vereinbart – heute ist Krafttraining. Während Sie die Sport-App aktivieren, bemerken Sie die neueste Folge Ihrer Lieblingsserie.

a. Mir fällt gerade eine Studie ein, die darauf hinweist, dass Sport nicht immer ideal ist, und suche die Studie im Internet.

b. Ich sehe mir zunächst die Serie an. Danach ist immer noch Zeit für Sport.

c. Liegestütze konnte ich noch nie – wozu probieren – ist doch peinlich!

d. Die neueste Folge – das klingt nach großem Kino! Apropos Kino: Popcorn und etwas Süßes gehören dazu. Man gönnt sich ja sonst nichts …

e. Natürlich wird jetzt Sport betrieben. Sogar mehr als geplant! Obwohl … ich kann ja kurz den Vorspann ansehen – nur damit ich weiß, worum es geht. Danach mache ich wirklich Sport!

f. Ich habe schon längst alle ablenkenden Benachrichtigungen auf meinem Mobiltelefon deaktiviert und freue mich auf das gute Gefühl nach dem Sport.

Auswertung

a. Der Besserwisser – der intellektuelle Schweinehund

Dieser Schweinehund weiß es einfach besser. Egal, wie gut Ihre Argumente sind und wie recht Sie haben – es kann nur einen Einstein geben und wer dieser ist, ist wohl klar.

Die beste Strategie, mit ihm zusammenzuarbeiten, ist, ihn abzulenken. Sprechen Sie über etwas anderes und versorgen Sie ihn mit anderen interessanten Informationen.

b. Der Verhandler – der politische Schweinehund

Er liebt es zu verhandeln – egal, ob Aufstehen, gesunde Ernährung oder Sport am Programm stehen … er hat immer ein Alternativprogramm parat. Noch zehn Minuten und dann …

Die beste Strategie für ein gutes Übereinkommen mit dem Verhandler ist, mit ihm gemeinsam zu überlegen, was die Alternativen mit ihren Vor- und Nachteilen sind. Machen Sie ihm ihr großes Ziel schmackhaft und versuchen Sie, auch seine Bedürfnisse zu befriedigen.

c. Die ewige Kläffe – der gemeine Schweinehund

Egal, was Sie tun – es ist einfach nicht gut genug. Die ewige Kläffe sorgt dafür, dass Sie sich immer schlechter als nötig fühlen. Der Perfektionismus liegt ihr im Blut und sie wird Sie auf jede Fehlleistung hinweisen. Meist schon, bevor Sie überhaupt begonnen haben. Es wird ohnehin nicht gelingen, also beginnen Sie gar nicht damit.

Die Strategie: Ignorieren Sie sie, indem Sie an etwas anderes denken, Ihre Ziele visualisieren oder einfach wegschauen. Sobald die unmittelbare Gefahr vorbei ist, fragen Sie sie, was sie mit ihrem Verhalten Gutes tun möchte und wie Sie diese gute Absicht beibehalten können.

d. Der Genießer – der glamouröse Schweinehund

Er will es einfach nur schön haben. Luxus und Gemütlichkeit sind sein Revier. Aber bitte mit Sahne!

Die Strategie: Sagen Sie „Ja" zum Genuss, aber schieben Sie diesen zeitlich auf. Später hat er – und vielleicht auch Sie – häufig darauf vergessen oder einfach kein Interesse mehr Und in manchen Fällen genießen Sie einfach gemeinsam mit ihm und sündigen bewusst ohne Reue.

e. Das Rudel – der multiple Schweinehund

Volltreffer! Sie haben mehr als einen inneren Schweinehund. Etwas soll erledigt werden und schon kommt die ganze Kompanie ins Spiel – z. B. der General, der mit Vorliebe die letzten positiven Facetten des zu Erledigenden zerstört: „Du musst … jetzt sofort … schneller" und das Zuckerschnäuzchen, das es einfach nur gemütlich haben möchte „darf ich bitte noch ein klein bisschen auf der Couch liegen bleiben – es ist draußen so kalt … nur ein kleines Kügelchen Eis – man gönnt sich ja sonst nichts …". In diesem Wettstreit ist gewiss: einer der beiden gewinnt immer.

Die Strategie: Sagen Sie dem General, dass Sie seine Absicht, Sie zu unterstützen, sehen, aber die Art, wie er es Ihnen sagt, das Gegenteil bewirkt. Formulieren Sie, wie er es besser ausdrücken kann. Und mit dem Zuckerschnäuzchen verfahren Sie wie mit dem Genießer: meist wird zeitlich aufgeschoben und manchmal gesündigt ohne Reue.

f. Der Kumpel – der beste aller Schweinehunde

Gratulation – Sie haben den besten aller Schweinehunde! Er ist üblicherweise mit Ihnen auf einer Linie und hat sich bereits an den Jungbrunnen-Lebensstil gewöhnt. Nein, er liebt ihn sogar und unterstützt Sie, diesen täglich mit viel Freude umzusetzen.

Die Strategie: Freuen Sie sich über den besten aller Schweinehunde, hegen und pflegen Sie ihn und denken Sie immer wieder daran, auch mit ihm gemeinsam zu spielen und eine gute Zeit zu haben.

Starke Tipps für schwache Stunden

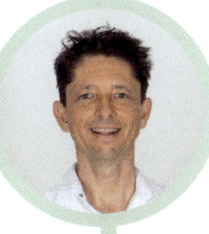

1. ALI hilft immer

Atmen – Lächeln – Innehalten. Und die Welt sieht anders aus.

2. Aus den Augen, aus dem Sinn

Entfernen Sie Versuchungen aus Ihrem Blickfeld. Oder sehen Sie woanders hin.

3. Haltung annehmen

Körperhaltung beeinflusst die Psyche. Richten Sie sich auf und spüren Sie die einströmende Willenskraft.

4. Den Schweinehund vertrösten

Sagen Sie „Ja" zur Schokolade. Aber erst in einer Stunde. Verblüffenderweise denken wir nach einer Stunde meist nicht mehr daran.

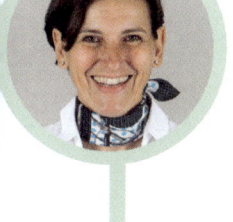

5. Gib dem Affen keinen Zucker

Es ist unglaublich, aber wahr: Der Belohnungsstoff Dopamin, den wir beim Konsum von Zucker & Co. erhalten, wird von unserem Gehirn bereits beim Gedanken an den Suchtstoff ausgeschüttet. Wozu den Körper schädigen, wenn die „Belohnung" schon da ist?

6. Machen Sie Bewegung

Es ist immer besser sich zu bewegen, als einer Versuchung nachzugehen. Durch Bewegung wird übrigens auch das Hungerhormon Ghrelin reduziert.

7. Kühlen Sie Impulse ab

Bringen Sie den Lustimpuls ins „kühle" System und wägen Sie ab: jetzt die Schokolade oder später die Bikinifigur? Sie entscheiden.

8. Abwarten und Tee trinken

Die ersten 14 Stunden sind geschafft, ein erstes Hungergefühl stellt sich ein. Trinken Sie einfach einen hungerstillenden Fastentee – das hilft immer.

9. Der stärkere Geschmack gewinnt

Gönnen Sie sich ein Geschmackswunder. Sobald Sie sich den Mund mit Ingwer-Wasser ausgespült haben, haben Sie die Schokolade vergessen.

Freuen Sie sich an Ihren Erfolgen:
meine Jungbrunnen-Ergebnisse

GEIST

Wohlbefinden
(Wie geht es
mir?/allgemeine
Beobachtungen)

Fitness
(Fortschritte inkl.
wie fit, selbstbewusst
etc. fühle ich mich)

Routinen
(gute neue/erfolg-
reich verabschiedete
Routinen)

Selbstkontrolle
(gelungene Übungen/
widerstandene Ver-
suchungen)

Fortschritte sichtbar zu machen unterstützt uns, gesetzte Ziele zu erreichen. Bei der Umstellung von Ernährung, Bewegung, Routinen und Denkmustern sind es die vielen kleinen Erfolge, die uns motivieren und helfen, in schwierigen Phasen dran zu bleiben.

Die Jungbrunnen-Erfolgsmatrix hilft Ihnen, Ihre Fortschritte zu würdigen und langfristig motiviert zu bleiben.

KÖRPER

Zentimeter (Bauch, Brust, Hüfte, Arme, Beine)	Körperfettanteil/ Kilogramm	Wohlfühlen Ich fühle mich satt, konzentriert etc.	Fortschrittsfoto	
				Woche 1
				Woche 2
				Woche 3
				Woche 4
				Woche 5
				Woche 6
				Woche 7
				Woche 8
				Woche 9
				Woche 10

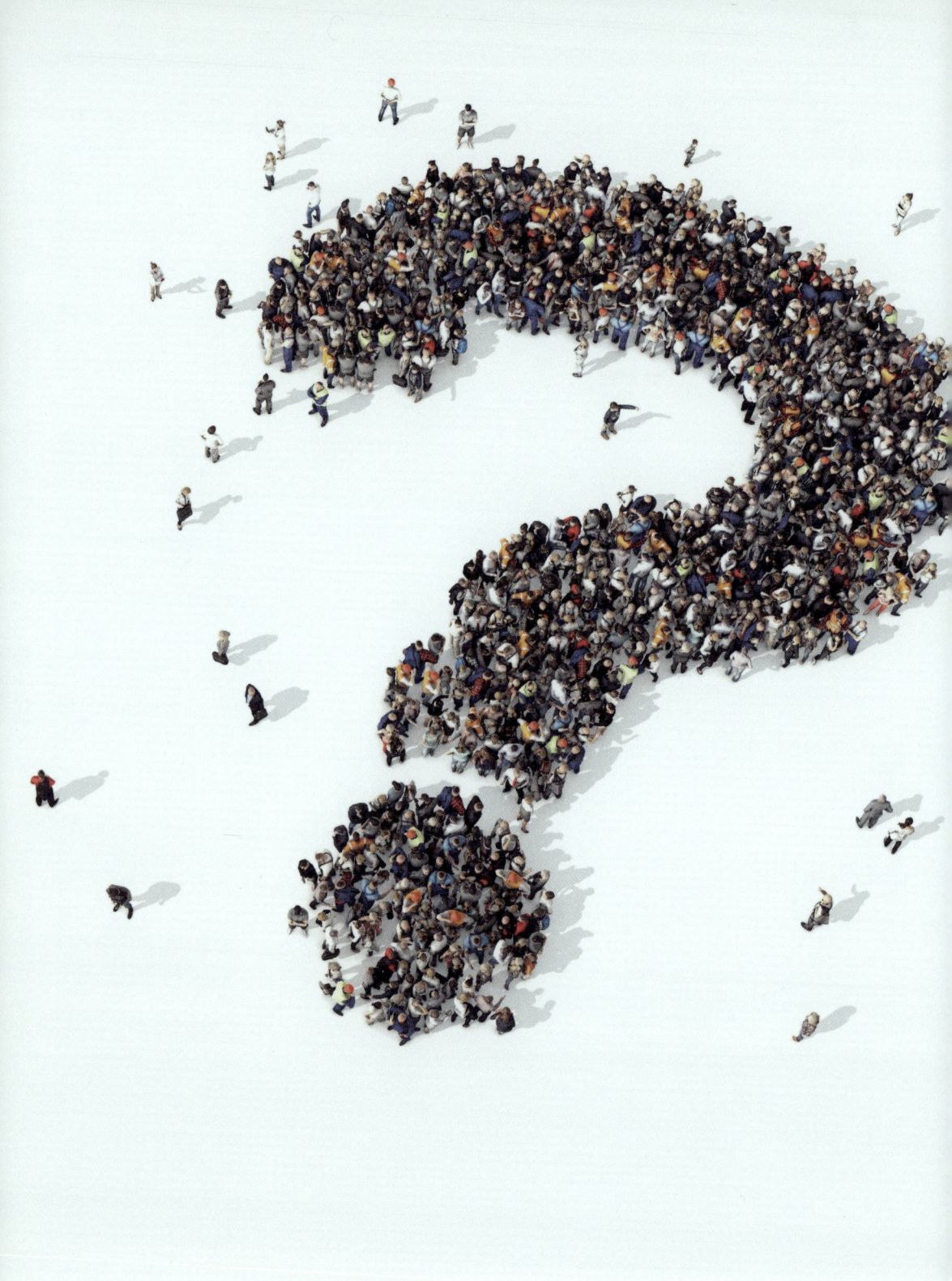

6.

Die meistgestellten LeserInnen-Fragen

Hilfreiche Antworten für jede Lebenslage

LeserInnen-Fragen spannen den Bogen von Intervallfasten im Urlaub und das richtige Timing von Sport und Essen über Medikamenteneinnahme und Autophagie bzw. typgerechte Lebensmittel bis zu Zahnpflege, Süßungsmitteln, Heißhungerattacken, Wechseljahren und Motivationsfragen. In diesem Kapitel finden Sie die praxistauglichen Antworten.

Intervallfasten –
was darf ich und was nicht?

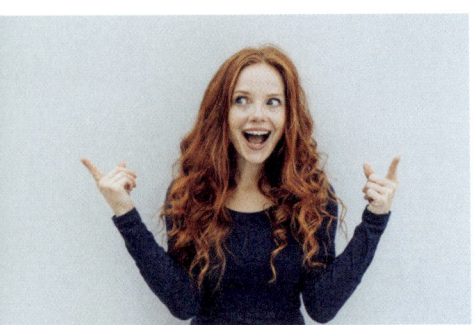

**Unbeschwertes Intervallfasten
leicht gemacht**

**„Darf ich wirklich kein ... essen/trinken?" –
Was unterbricht die Autophagie?**

Es ist „leider" recht simpel. Alles, was die Verdauungs-prozesse in Gang bringt und die Zellen mit Nahrung versorgt, reduziert die Autophagie: Kohlenhydrate, Zucker, Fette und Eiweiß – egal, ob in flüssiger oder fester Form.

In der Fastenphase konsumiert werden können: Wasser, Wasser mit frischen Kräutern, Tee (weiß, grün, blau, schwarz, Kräuter) und schwarzer oder grüner Kaffee. Alles andere reduziert – soweit der derzeitige Stand der Forschung – den Autophagieprozess.

Hier die am häufigsten nachgefragten Lebensmittel/ Stoffe:

Im Fastenfenster erlaubt

- Leitungs- und stilles Wasser
- Prickelndes Mineralwasser, Wassersprudler
- Wasser mit frischen Kräutern oder ätherischen Ölen
- Kräuter-, Rooibos-, Gewürz-, weißer, grüner, blauer und schwarzer Tee
- Schwarzer oder grüner Kaffee

- Reine Vitamine und Mineralstoffe

- Bachblüten in geringer Dosis (wenige Tropfen)

Reduziert die Autophagie

- Wasser mit frischen Früchten, Beeren, Geschmackstropfen, Apfelessig oder Sirup
- Aromatisierter Tee, Früchtetee, Tee mit Milch bzw. Zucker
- Lupinen-, Bulletproof- und aromatisierter Kaffee
- Vitamin- und Mineralstoffbrausen, die mit künstlichen Süßstoffen oder Zucker versetzt sind
- Künstlich gesüßte Limonaden
- Bier, Sommer-Spritzer etc.
- Milch und Pflanzendrinks (enthalten Nährstoffe, obwohl kein Zucker zugesetzt wird)
- Nahrungsergänzungsmittel mit Zusatzstoffen
- Spirulina Algentabletten, Algenpulver
- Flohsamen
- Proteinpulver
- Süßstoffe (Xylit, Stevia, 0%-Sirup etc.)
- Globuli
- Homöopathische Tropfen auf Alkoholbasis

Beeinflusst Zahnpasta die Autophagie?

Zu Zähneputzen und Autophagie gibt es noch keine Studienergebnisse. Viele Zahnpasten enthalten Saccharin bzw. Saccharose. Da Stoffe auch über die Mundschleimhäute resorbiert werden, empfehlen wir, die Zähne kurz nach der letzten Mahlzeit zu putzen. Das dient auch der Zahngesundheit und unterstützt persönliche Routinen (Zähneputzen = danach wird nicht mehr gegessen).

Warum sind Xylit, Stevia, 0%-Sirup und andere künstliche Süßstoffe nicht ideal?

„Zuckerfreie" Lebensmittel, die süß schmecken, enthalten Süßungsmittel, die den Süßhunger beeinflussen können. Sie sind bei Abnehmwunsch kontraproduktiv. Künstliche Süßstoffe können die Darmflora negativ verändern sowie Einfluss auf Stoffwechsel und Appetit haben. Durch den süßen Geschmack befeuern sie Süßhunger und die Geschmacksnerven werden nicht auf weniger süß geschult. Der Gusto auf Süßes bleibt bestehen.

Bringt intervallfasten auch an drei Tagen pro Woche etwas?

Ja. Intervallfasten führt ab 12 Stunden zu einer erhöhten Autophagie und jedes Autophagie-Intervall unterstützt den Körper bei Reparatur- und Regenerationsprozessen. Je mehr Stunden die Essenskarenz eingehalten wird, umso stärker wird der Autophagie-Effekt. Dies gilt ab einmal wöchentlich.

Darf ich als Eiweißtyp auch Nudeln essen?

Ja. Eiweißtypen können ab und zu kleine Mengen Reis, Nudeln etc. als Beilage essen. Geben Sie zuerst reichlich Bolognese, Gemüsesauce oder ähnliches auf den Teller und dann erst die Nudeln in geringer Menge darauf (nicht wie üblich eine große Menge Nudeln mit etwas Sauce).

Darf ich in den Essensphasen Süßigkeiten essen?

Schokolade und andere Süßigkeiten sollen nur in geringen Mengen gegessen werden. Nimmt man regelmäßig Zucker in großen Mengen zu sich, so kann das zu einem chronisch überhöhten Insulinspiegel führen – was entzündungsfördernd ist, weil der hormonelle Gegenpart, das Reparatur- und Fettverbrennungshormon Glucagon, nicht mehr ausgeschüttet wird.

Kann ich die Autophagie durch Cremen oder Peelings unterbrechen?

Peelings und Hautcremen unterbrechen die Autophagie nicht.

Herausforderungen und Schwierigkeiten beim Intervallfasten und in den Essensphasen

Wie schaffe ich die richtige Verteilung von Eiweiß, Kohlenhydraten und Fett?

(Siehe ab Seite 46)

Was tue ich, wenn mein Gewichtsziel erreicht ist oder ich nicht abnehmen möchte?

Intervallfasten ist keine Diät und auch geeignet, wenn das Gewicht konstant gehalten werden soll. Sehr viele Menschen berichten, dass sie mit Intervallfasten überschüssiges Gewicht verloren haben und ab einem gesunden Gewichtspunkt über Jahre hinweg keine weiteren Kilos mehr verlieren. Wichtig ist, ausreichend und stoffwechseltypgerecht zu essen und alle wichtigen Nährstoffe zuzuführen.

Wie schaffe ich, die empfohlene Menge Kalorien zu mir zu nehmen?

Machen Sie sich weniger Gedanken zur Kalorienmathematik (siehe „Der Jungbrunnen-Effekt", Band 1, Seite 16f), sondern achten Sie auf stoffwechseltypgerechte Ernährung, ausreichend Nahrung und Nährstoffe und wie Sie sich fühlen. Wie entwickelt sich das Gewicht, der Körperfettanteil, die Muskelmasse, das Energieniveau?

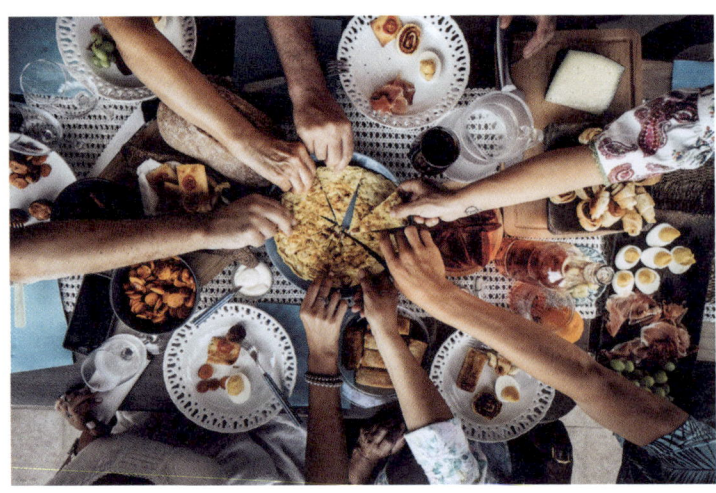

Ein Dauerthema in der Community: Was und wie viel darf ich essen?

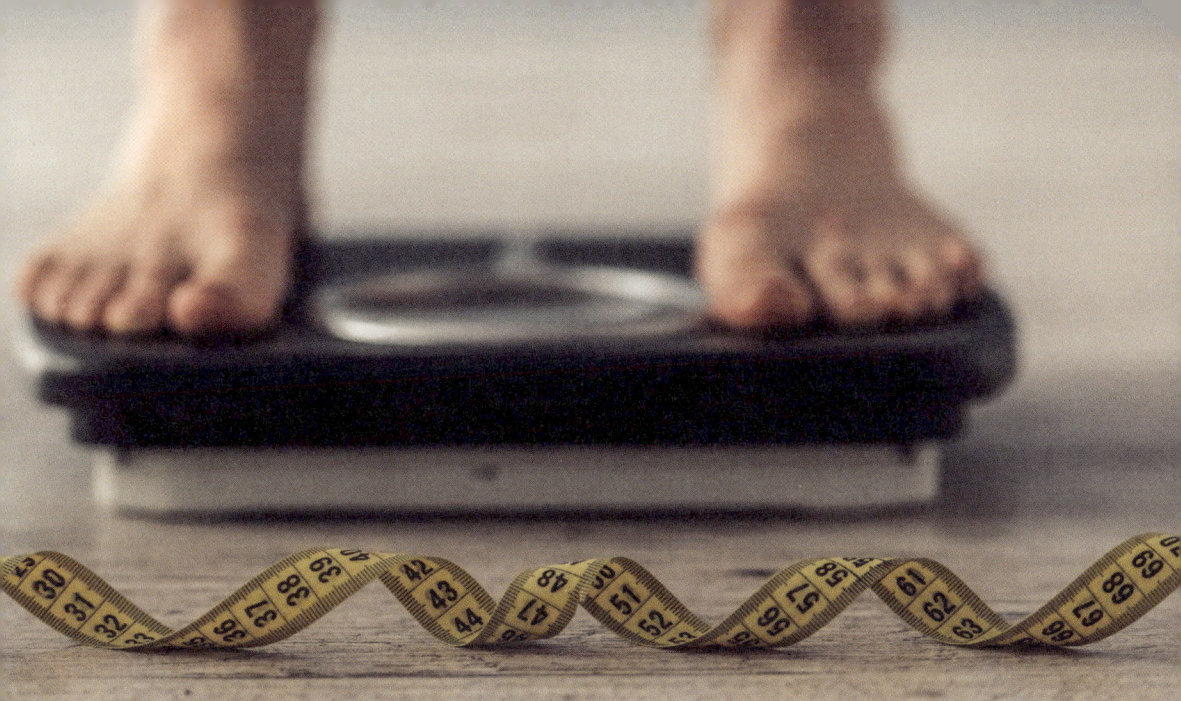

Warum nehme ich nicht ab?

Gründe, weshalb trotz des Intervallfastens keine Gewichtsabnahme erfolgt:

- Keine stoffwechseltypgerechte Ernährung (siehe „Ernährung in den Essphasen" ab Seite 43)
- Falsche Ernährung oder gestörtes Darm-Mikrobiom (siehe „Zehn Ernährungstipps" Seite 74)
- Zu wenig Bewegung, ausschließlich Ausdauer- und kein Krafttraining (siehe „Sport und Intervallfasten: Der Jungbrunnen-Turbo" ab Seite 29)
- Falsch getimtes Fastenfenster (siehe „Intervallfasten im zirkadianen Rhythmus" Seite 22)
- Zu viel Koffein (siehe „Ernährung in den Essphasen" ab Seite 43)
- Schilddrüsenprobleme (mit Ihrer Ärztin/Ihrem Arzt abklären)

Ich bin im Wechsel und nehme nicht ab. Hilft Intervallfasten?

Wir haben Berichte von Frauen, die trotz „akuter" Wechselphase mittels Intervallfasten und Sport dauerhaft Gewicht reduzieren konnten. Intervallfasten optimiert das Hormongleichgewicht im weiblichen Körper, wodurch viele negative Begleiterscheinungen der Wechseljahre abgeschwächt werden. Hilfreich sind neben Intervallfasten und gesunder stoffwechseltypgerechter Ernährung Sport und regelmäßige Bewegung (30 Minuten täglich) sowie Verzicht auf Alkohol.

„Warum nehme ich nicht ab?" – Viele Ursachen können der Grund sein.

Woher kommt Mundgeruch und was kann ich dagegen tun?

Mundgeruch kann viele Ursachen haben: Ketogene Ernährung, falsche oder fehlende Mundhygiene, bestimmte Lebensmittel und deren individuelle Verträglichkeit, aber er kann auch ein Hinweis auf unerkannte Krankheiten wie z. B. Magen-Darm-Probleme sein. Das Intervallfasten an sich löst keinen Mundgeruch aus. Wenn Sie dauerhaften oder immer wiederkehrenden Mundgeruch wahrnehmen, konsultieren Sie bitte eine/n Ärztin/Arzt.

Hilfsmittel bei Mundgeruch, die die Autophagie nicht beeinflussen, sind:
· Petersilienwasser zum Spülen
· Frische Kräuter kauen (z. B. Salbei, Rosmarin, Thymian, Melisse, Kardamom, Ysop, Petersilie)
· Gurgeln/Spülen mit Salbeitee

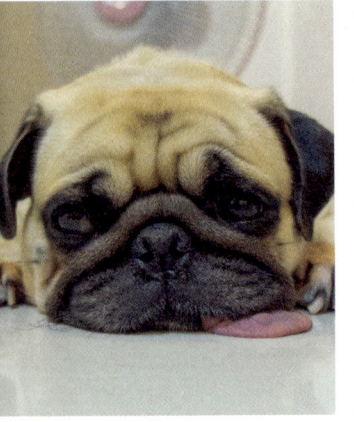

Von Mundgeruch bis Motivationstief – hier finden Sie alle Antworten.

Was kann ich bei Hautreaktionen während des Fastens tun?

Hautreaktionen oder Kopfweh können auf den Entgiftungsprozess am Beginn des Fastens hinweisen. Hier helfen Basen-Bäder, Heilerde, Leberwickel, Ölziehen und viel Wasser trinken (siehe „Der Jungbrunnen-Effekt", Band 1, Seite 80).

Was tun gegen Müdigkeit nach dem Essen?

Gründe für Müdigkeit nach dem Essen und Gegenstrategien sind:
· Zu Beginn des Fastens kann der Entgiftungsprozess zu Müdigkeit führen. Trinken Sie viel Wasser.
· Müdigkeit nach dem Essen ist ein Zeichen für nicht stoffwechseltypgerechte Nahrungswahl oder auch Nahrungsmittelunverträglichkeiten.
· Das Darm-Mikrobiom kann im Ungleichgewicht sein.

Ein Ernährungsprotokoll (siehe „Der Jungbrunnen-Effekt", Band 1, Umschlagklappe) bzw. eine Nahrungsmittelaustestung hilft zu differenzieren und Ursachen zu ermitteln.

Was tun, wenn ich nachts Hunger habe?

Bei ausreichender stoffwechseltypgerechter Ernährung im Essfenster sollten nach der Umstellungsphase keine Hungergefühle mehr auftreten.

Jungbrunnen-Tipps:
· Wasser oder (hungerstillenden Fasten-)Tee trinken.
· Gegebenenfalls das Essfenster in den frühen Abend legen.
· Prüfen, ob bestimmte Nahrungsmittel zu Hunger führen.
· Prüfen, ob ausreichend gegessen wird.

Ich fühle mich unterzuckert – was kann ich tun?

Klären Sie Ihre Blutzuckerwerte mit einem Arzt. Wenn diese im gesunden Bereich sind und Sie sich dennoch punktuell unterzuckert fühlen, kann Folgendes hilfreich sein:

· Ausreichend trinken
· Haltung einnehmen (siehe Seite 84) und lächeln (siehe Seite 85)
· Sauerstoff tanken (siehe Notfallatmung Seite 91)
· Bewegung an der frischen Luft
· Den Kreislauf in Schwung bringen
· Eine Tasse Kaffee trinken

Was tun bei Heißhungerattacken?

Hinter Heißhungerattacken verbirgt sich meist eine nicht stoffwechseltypgerechte Ernährung, zu viele Mahlzeiten oder zu viel Süßes. Tipp: Führen Sie ein Ernährungsprotokoll oder lesen Sie die „starken Tipps für schwache Stunden" (siehe Seite 11).

Gibt es einen Blutbefund zur Stoffwechseltyp-Bestimmung?

Nein. Der Stoffwechseltyp kann mittels eines Fragebogens, des Ernährungsprotokolls und einer kinesiologischen Austestung bei einer/einem geprüften Metabolic-Typing- oder Fünf-Elemente-Stoffwechseltyp-BeraterIn ermittelt werden.

Worauf muss man bei der Wahl eines/einer Stoffwechseltypberaters/in achten?

Achten Sie darauf, dass die/der StoffwechseltypberaterIn ein/e geprüfte/r Metabolic Typing- oder Fünf-Elemente-Stoffwechseltyp-BeraterIn ist. Darüber hinaus helfen Empfehlungen von Menschen, die bereits gut beraten wurden.

Wie motiviere ich mich bei Tiefpunkten?

Motivation ist sehr individuell und steigt mit zunehmender Konsequenz. Tipps, die anderen geholfen haben: Ich ...

· denke daran, wie ich mich fühle, wenn ich es geschafft habe.
· denke an die vielen positiven Effekte, die sich schon eingestellt haben.
· lese in der Jungbrunnen-Community nach, wie es anderen geht.
· höre Musik und tanze.
· mache Atemübungen.
· nehme ein Waldbad.
· vereinbare eine Schweinehund-Belohnung: z. B. eine schöne Massage.

Wie schaffe ich im Urlaub Frühstück und Abendessen in 16:8 zu integrieren?

Am besten reduzieren Sie das Fastenintervall auf 14, 13 oder 12 Stunden. So können Sie den Autophagie-Effekt zumindest in geringerem Maß mitnehmen und bleiben bei Ihren Routinen. Oder Sie gewöhnen sich im Urlaub an eine Zwei-Tages-Routine: Lassen Sie einfach jeden zweiten Tag das Frühstück oder Abendessen aus. Nach dem Urlaub können Sie das Intervall wieder auf 16 Stunden pro Tag anheben.

Gesund werden und bleiben mit Intervallfasten

Unterbrechen Medikamente im Fastenfenster die Autophagie?

Je nach Inhaltsstoffen können Medikamente den Autophagie-Effekt beeinflussen, da sie oft Füllstoffe wie Milchzucker, Zucker oder auch Maisstärke beinhalten.

Sprechen Sie mit Ihrem Arzt/Ihrer Ärztin, dass Sie die Medikamente – sofern medizinisch sinnvoll und möglich – gerne im Essfenster zu sich nehmen möchten. Falls dies medizinisch nicht möglich ist, geht Ihre Gesundheit vor und die Anweisungen von Arzt oder Ärztin stehen an erster Stelle!

Nahrungsergänzungsmittel sollten immer im Acht-Stunden-Essensfenster eingenommen werden, um den Autophagie-Effekt nicht zu unterbrechen.

Kann Intervallfasten den Blutdruck beeinflussen?

Studien zufolge hat Intervallfasten eine blutdrucksenkende Wirkung (Band 1, S. 37). Viele Jungbrunnen-AnwenderInnen berichten ebenfalls von gesenkten Blutdruckwerten. Bei niedrigem Blutdruck helfen dieselben Jungbrunnen-Tipps, die zuvor bei der Frage zur Unterzuckerung angeführt sind. Ergänzend kann Rosmarintee helfen, den Blutdruck zu heben.

Wichtig: Blutdruckwerte, die außerhalb des Normbereichs liegen, müssen mit einer Ärztin/einem Arzt geklärt werden!

Was kann ich bei Erkältungssymptomen tun, ohne die Autophagie zu unterbrechen? (z. B. Pastillen lutschen)

Ergänzend zu ärztlichen Verschreibungen können folgende Hausmittel, die zu keiner Autophagie-Unterbrechung führen, praktiziert werden:

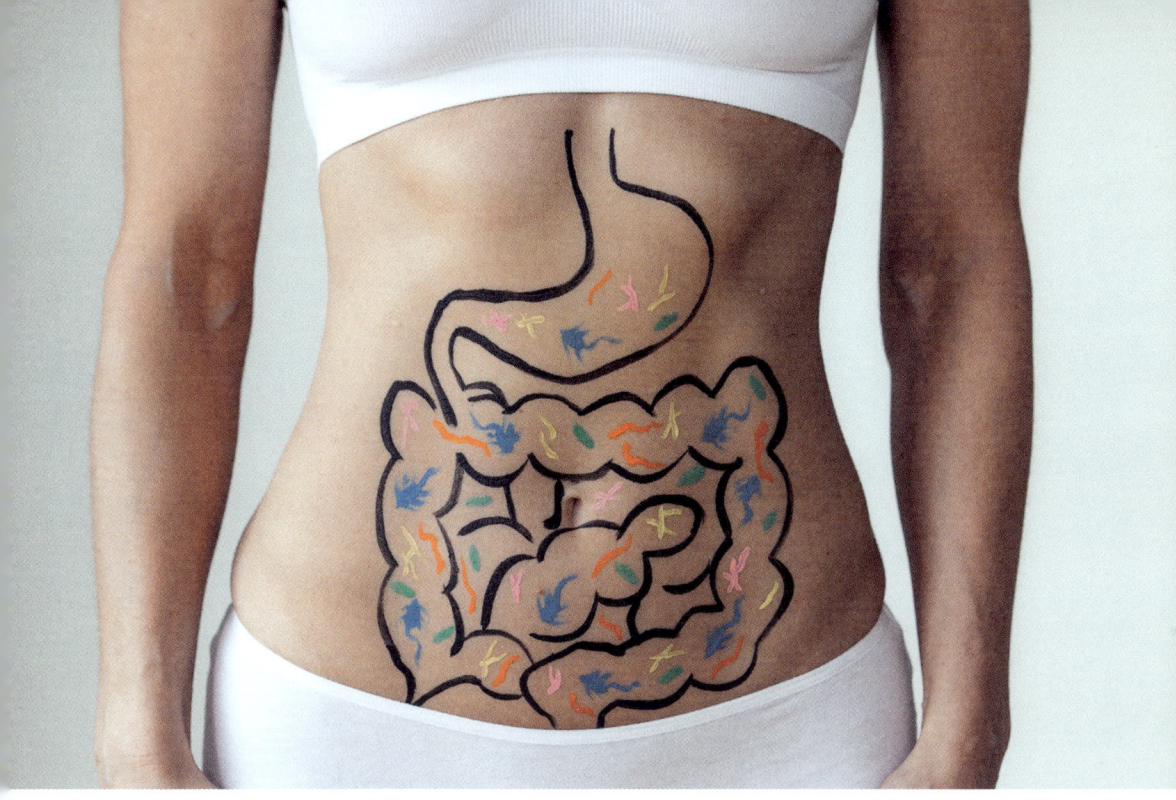

**Rundum gesund mit
Intervallfasten: von der
Medikamenteneinnahme
bis zum gesunden Darm**

· Schmalz- oder Ölfleck mit Zwiebeln auf den Oberkörper auflegen
· Tee aus frischem Kurkuma, Zimt, Nelken, Chili und Ingwer
· Tee aus frischem Salbei, Thymian, Rosmarin
· Inhalieren und gurgeln mit Salzwasser

Ich habe keine Gallenblase und bin Eiweißtyp – wie kann ich typgerecht essen?

Eiweiß und Kohlenhydrate können Sie essen, weil diese keine Gallenflüssigkeit benötigen. An Fetten können Butter, Ghee und Kokosfett verwendet werden, da diese kurzkettige und mittelkettige Fettsäuren enthalten, die die Galle nicht brauchen.

Wie kann ich bei Magen-Darm-Erkrankungen unterstützen?

Krankheitsbilder und Jungbrunnen-Empfehlungen sind immer mit dem behandelnden Arzt/der behandelnden Ärztin zu klären. In den meisten Fällen gilt: Kein Zucker, nur Gekochtes und Warmes essen bzw. trinken, Unverträglichkeiten austesten und das Darm-Mikrobiom stärken.

Wie kann ich meine Verdauung ankurbeln?

Suppig und saftig essen, mehr gebratenes Gemüse und Fett für den Eiweißtyp und mehr gekochtes Gemüse und eingeweichte Leinsamen für den Kohlenhydrattyp (siehe Buchbonus 6 „Verstopfung", Seite 68).

Wie oft soll ich mich wiegen?

Um die eigenen Erfolge zu messen, empfehlen wir, nicht ausschließlich auf die Waage zu achten, sondern mehrere Jungbrunnen-Effekte zu beobachten:

· Individuelles Wohlbefinden
  Auf einer Skala (1–10) festhalten: Ich fühle mich energiegeladen, glücklich, dankbar, selbstsicher, freudvoll etc.
· Körperliche Veränderung
  Umfang an unterschiedlichen Stellen (Bauchumfang, Hüfte, Schenkel etc.), Körperfett-Waage, Fitnessgrad (Dauer, Anzahl, Intensität bei sportlichen Aktivitäten), Fototagebuch etc.
· Konsequenz
  Wie oft wird meditiert, waldgebadet, findet Bewegung statt, wird das Fastenintervall eingehalten? Verwenden Sie dazu die Jungbrunnen-Effekt-Erfolgsmatrix auf Seite 112.

Anstrengende Sporteinheiten und Intervallfasten – ein Widerspruch? Jedenfalls macht Sport zu zweit mehr Spaß.

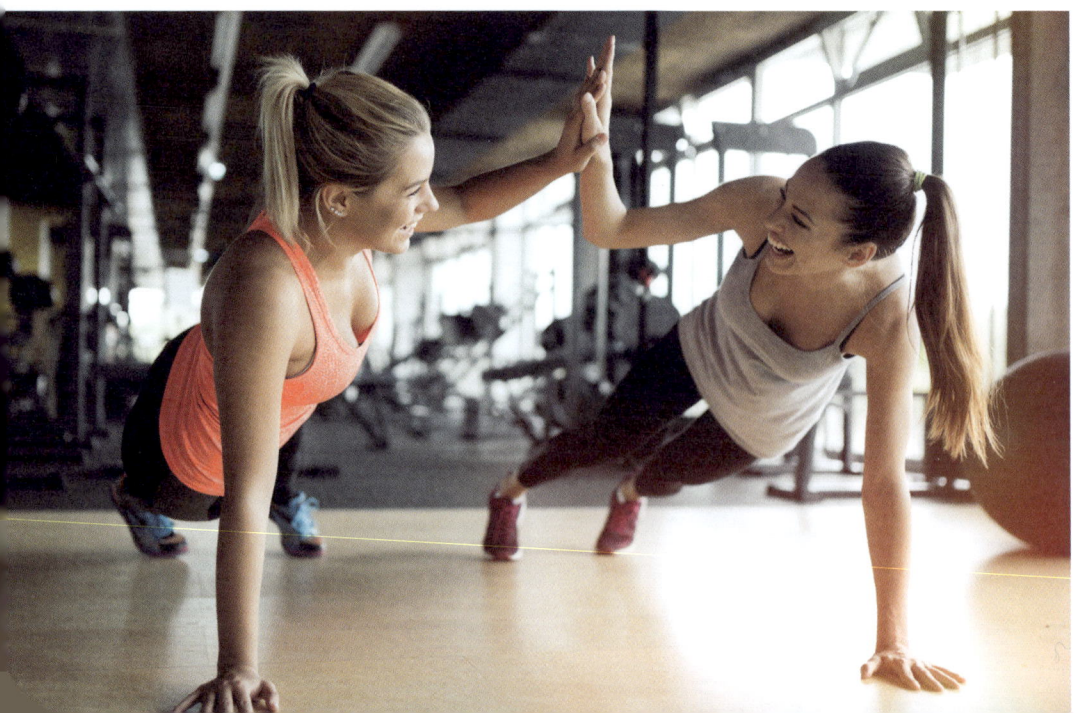

Intervallfasten und Sport

Braucht man vor/nach dem Training Protein zum Muskelaufbau?

Insulin und Protein wirken muskelaufbauend. Protein muss aber nicht vor dem Training zu sich genommen werden.

Generell intensiviert ein Training am Ende der Fastenphase den Autophagieeffekt. So spricht Prof. Andreas Michalsen, Chefarzt der Abteilung Naturheilkunde im Immanuel Krankenhaus Berlin, davon, dass eine Sporteinheit einem ca. zweistündigen Fastenintervall entspricht. Planen Sie daher eine ca. 30-minütige Sporteinheit vor der ersten Mahlzeit des Tages ein – so wird Ihre Autophagie angekurbelt und der Abnehmeffekt gefördert (siehe „Wann soll ich essen – wann trainieren?" Seite 38). Für den Muskelaufbau ist es vorteilhaft, unmittelbar nach dem Training zu essen.

Soll ich Eiweißshakes trinken?

Bevorzugen Sie statt Eiweißshakes natürliche eiweißhaltige Bio-Lebensmittel, diese sind am besten. Bei Shakes ist oft nur das Eiweiß konzentriert und andere Inhaltsstoffe fehlen. Der Kohlenhydrattyp kann hin und wieder dazu greifen. Für den Eiweißtyp sind Eiweißshakes nicht ideal, denn sie sind zu mageres Eiweiß und bringen den Typ ins Ungleichgewicht.

Was kann ich vor dem Training essen, ohne dass mir das Essen dann im Magen liegt?

Am besten essen Sie vor dem Training gar nichts (siehe oben).

Kann ich anstrengende Sporteinheiten mit Intervallfasten verbinden ohne in ein Zuckerloch zu fallen?

Studienergebnisse zeigen, dass gerade Spitzensportler in Fastenphasen und bei Kalorienrestriktion äußerst leistungsfähig sind (siehe „Der Jungbrunnen-Effekt, Band 1, Seite 15). Univ.-Prof. Dr. Thomas Pieber spricht sogar davon, dass sich die Autophagie so gut auf die Herzfunktion auswirkt, dass man überlegt, ob man sie im Spitzensport nicht sogar als Doping einstufen sollte (siehe „Der Jungbrunnen-Effekt, Band 1, Seite 27).

Grundsätzlich können wir durchaus anstrengende Sporteinheiten in einer Fastenphase durchführen. Nichtsdestotrotz ist jeder Mensch individuell. Hören Sie auf sich!

Danke

Dankbarkeit ist eine der wichtigsten Quellen für Kraft, Glück und Zufriedenheit. Dankbare Menschen sind glücklicher, leiden weniger unter Stress, gehen konstruktiver mit Schwierigkeiten um, schlafen besser und empfinden mehr Lebenssinn. Dabei geht es rein um das Gefühl der Dankbarkeit – z. B. den Dank für die kleine Blume am Wegesrand, den Dank an sich selbst und an das Wunder des Lebens.

Dankbarkeit – die einfachste Quelle von Zufriedenheit und Glück.

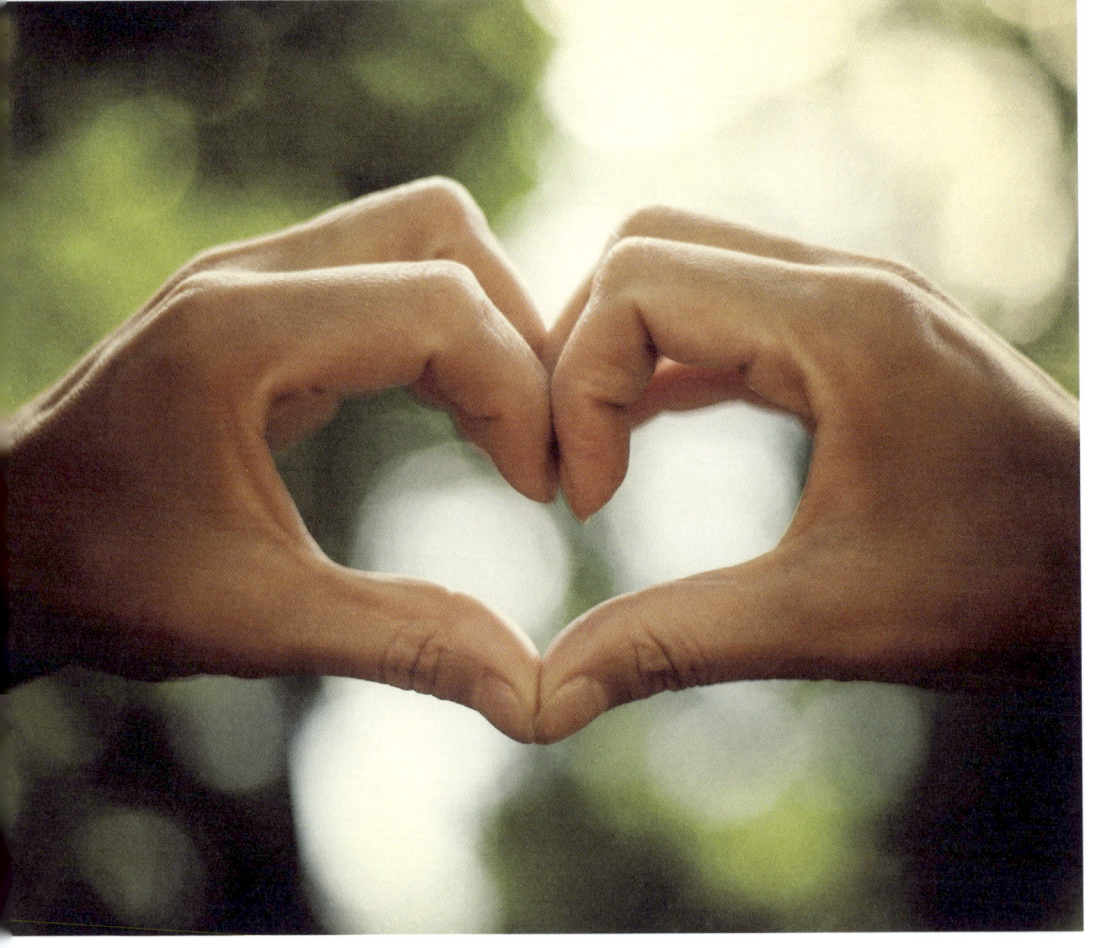

Sprechen Sie sich selbst so oft als möglich den Dank dafür aus, dass Sie sich wichtig nehmen, Ihrem Körper und Geist Zeit und Aufmerksamkeit schenken, sich selbst Gutes tun und mit dem Jungbrunnen-Lebensstil zu Ihrem glücklichen, gesunden und freudvollen Leben beitragen. Dazu empfehlen wir Ihnen in Anlehnung an Martin Seligmann noch zwei Dankbarkeitsübungen:

1. Der Dankbarkeitsbrief

Verfassen Sie einen Brief an sich selbst und schreiben Sie, wofür Sie sich dankbar sind. Denken Sie an Momente, in denen Sie sich treu waren, sich selbst geholfen haben, an denen Sie sich Kraft gegeben haben, oder in denen Sie über und mit sich selbst lachen konnten. Lassen Sie Ihrer Dankbarkeit freien Lauf.

JUNGBRUNNEN-EFFEKT-PRAXIS-TIPP:
Stecken Sie den Brief in ein Kuvert und bitten jemanden, diesen in sechs Wochen per Post an Sie zu schicken.

2. Das Dankbarkeitstagebuch

Dankbarkeit als tägliche Routine. Halten Sie jeden Abend fest, wofür Sie dankbar sind. Fangen Sie am besten gleich heute damit an – sei es in einem eigens dafür gekauften schönen Büchlein oder auf ein paar Blatt gefaltetem Papier. Legen Sie Ihr Dankbarkeitstagebuch auf den Nachttisch, damit Sie es abends griffbereit haben. Danken Sie sich selbst, anderen Menschen oder dem Leben. Vom schönen Sonnenaufgang über einen Moment des liebevollen Umgangs mit sich selbst bis zur besonderen Begegnung – all das, was Ihr Herz erfreut und in Ihnen das Gefühl der Dankbarkeit erzeugt, hat Platz in Ihrem Dankbarkeitstagebuch.

Danke, dass Sie mit uns auf die Jungbrunnen-Reise gehen – wir wünschen Ihnen alles Gute für Ihren persönlichen Jungbrunnen-Weg!

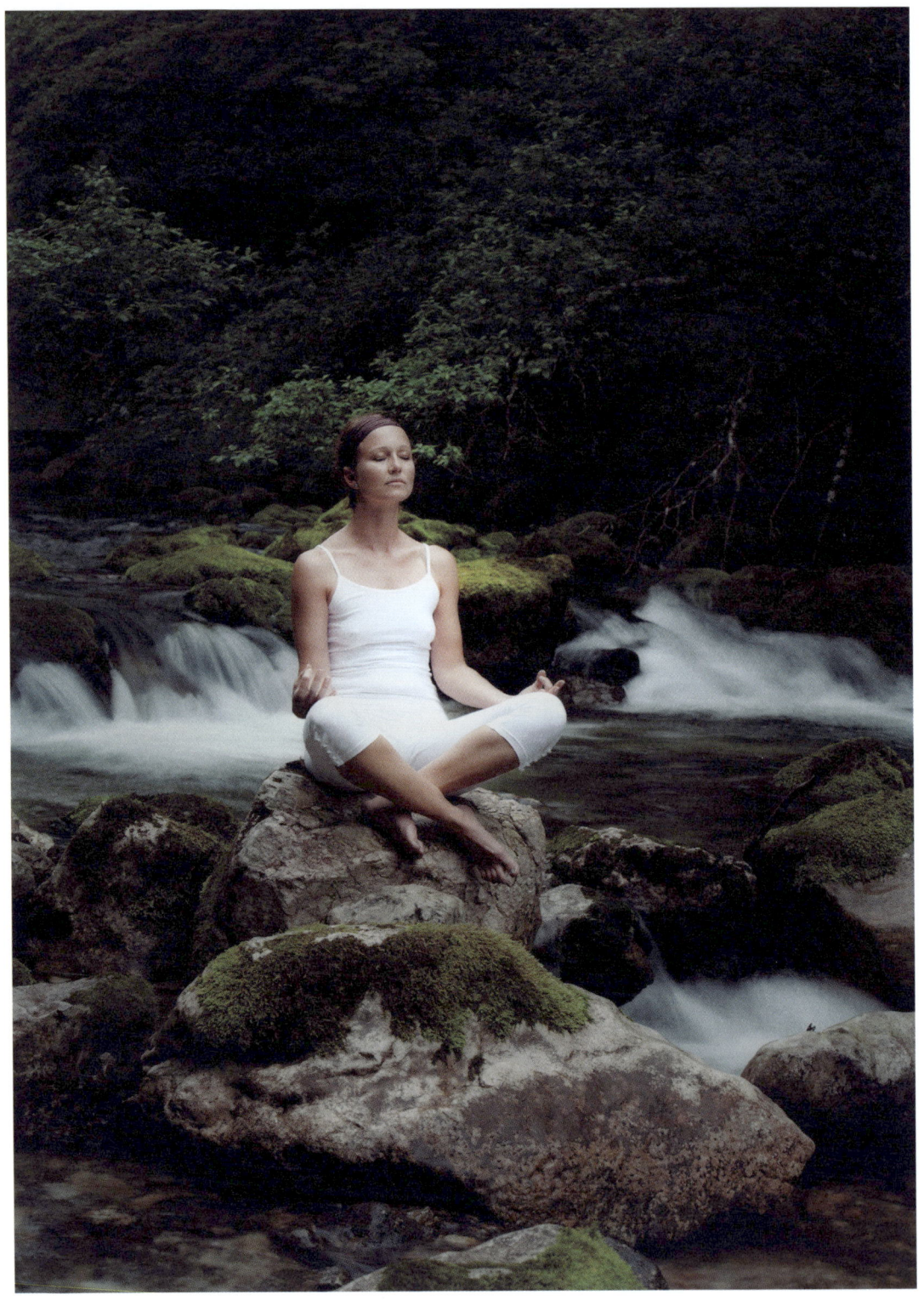

JUNGBRUNNEN-EFFEKT – MEIN PRAXISBUCH

Quellen

Intervallfasten

Sascha Martens, „Warum sich Zellen selbst fressen", Uniview, 2016

„Medizinnobelpreis für Autophagozytose", aerzteblatt.de, 2016

Lian, Jackson, Seaman, „Induction of autophagy and inhibition of tumorigenesis by beclin 1.", Nature, 1999

Corazzari, Fimia, Lovat, Piacentini, „Why is autophagy important for Melanoma?" Seminars in Cancer Biology, 2013

Beth Levine, Augustine Choi, „Autophagy in Human Health and Disease", The New England Medical Journal, 2013

Petibone, Majeed, Casciano, „Autophagy function and its relationship to pathology, clinical applications, drug metabolism and toxicity." Journal of Applied Toxicology, 2016

Valter Longo, „Life span extension by calorie restriction depends on Rim15 and transcription factors downstream of Ras/PKA, Tor, and Sch9.", PLOS Genetics, 2008

V. Longo, P. Fabricio, „The chronological life span of Saccharomyces cerevisiae", Aging Cell, 2003

V. Longo, M. Wei, „Life span extension by calorie restriction depends on Rim15 and transcription factors downstream of Ras/PKA, Tor, and Sch9.", PLOS Genetics, 2008

„Das Versprechen der fast leeren Teller", FOCUS, Nr. 8, 2017

Recherche-Interview mit Prof. Sascha Martens, Molekularbiologe, Universität Wien, geführt und aufgezeichnet von P. A. Straubinger am 8. 5. 2018

Interview mit Prof. Thomas Pieber, geführt und aufgezeichnet von P. A. Straubinger am 30. 5. 2018

Zirkadiane Rhythmen

nobelprize.org, Press Release, 2017-10-02

Satchin Panda, „Der Zirkadian-Code", VAK Verlag, 2019

Brown, Kunz, Dumas, Westermark, Vanselow, Tilmann-Wahnschaffe, Herzel, Kramer, „Molecular insights into human daily behavior", Proceedings of the National Academy of Sciences of the United States of America, 2008

N.F. Rugby et al., „Role of Melanopsin in Circadian Responses to Light", Science, 2002

E. Takeda et al., „Stress Control and Human Nutrition", Journal of Medical Investigation, 2004

Christoph Scheiermann, Yuya Kunisaki, Paul S. Frenette: „Circadian control of the immune system.", Nature Reviews Immunology", 2013

E. S. Schernhammer, F. Laden, F. E. Speizer, W. C. Willett, D. J. Hunter: „Rotating night shifts and risk of breast cancer in women participating in the nurses' health study", Journal of the National Cancer Institute.", 2001

Erik S. Musiek, David M. Holtzman: „Mechanisms linking circadian clocks, sleep, and neurodegeneration." Science, 2016

Saurabh Sahar, Paolo Sassone-Corsi: „Metabolism and cancer: the circadian clock connection.", Nature Reviews Cancer, 2009

N. Kronfeld-Schor, „Circadian Rhythms and Depression: Human Psychopathology and Animal Models", Neuropharmacy, 2012

A. Chaim et al. „Time Restriced Feeding is a Preventative and Therapeutic Intervention against Diverse Nutritional Challenges", Cell Metabolism, 2014

P.N. Hopkins, „Molecular Biology of Atheriosclerosis", Physiological Reviews, 2013

Christoph Mayr, „Bulb Fiction", Thim Film, 2011

gluehbirne.ist.org, Argumente für die Glühbirne

Helmut Höge, Peter Berz,„Das Glühbirnenbuch", Lesethek, 2011

H.O. de la Iglesia et al., „Access to Electric Light is associated with Shorter Sleep Duration in a Traditional Hunter-Gatherer Community", Journal of Biological Rhythms, 2015

A.K. Kant, B.I. Graubard, „40-year trends in meal and snack eating behaviors of American adults.", Journal of the Academy of Nutrition and Dietetics, 2015

T. Tuomi et al., „Increased Melatonin Signaling Is a Risk Factor for Type 2 Diabetes.", Cell Metabolism, 2016

A. Chaim, „Time-Restricted Feeding Prevents Obesity and Metabolic Syndrome in Mice Lacking a Circadian Clock.", Cell Metabolism, 2019

T. Ruiz-Lozano, „Timing of food intake is associated with weight loss evolution in severe obese patients after bariatric surgery.", Clinical Nutrition, 2016

Andrew W. McHill, „Later circadian timing of food intake is associated with increased body fat.", American Journal of Clinical Nutrition, 2017

M. Garaulet et al. „Timing of food intake predicts weight loss effectiveness.", International Journal of Obesity, 2013

S. E. Anderson et al., „Self-regulation and household routines at age three and obesity at age eleven: longitudinal analysis of the UK Millennium Cohort Study", International Journal of Obesity, 2017

Andrew W. McHill et al., „Impact of circadian misalignment on energy metabolism during simulated nightshift work", Proceedings of the National Academy of Sciences of the United States of America, 2014

Günther Stockinger, „Trost für Eulen und Lerchen", Spiegel 13/2008

ZDF Enterprises, „Das Bunkerexperiment – Kein Tageslicht und Keine Uhr", 2016

T. Roenneberg et al. „Epidemiology of the Human Circadian Clock", Sleep Medicine Reviews, 2007

Till Roenneberg: „Wie wir ticken: Die Bedeutung der Chronobiologie für unser Leben", 2010

Sport und Intervallfasten

World Health Organization, Global Recommendations on Physical Activity for Health, 2010

Rütten Alfred, Abu-Omar Karim, Prävention durch Bewegung. Journal of Public Health, September 2003, Volume 11, Issue 3, pp 229-246

Tremblay, M., & et al. (2010). Physiological and Health Implications of a Sedentary Lifestyle, Applied Physiology, Nutrition and Metabolism 35, no. 6.

Lutz Nitsche, Raschka Christoph. Praktische Sportmedizin, Thieme, 2016

Dieckhuth Hans-Hermann, Mayer Frank, Röcker Kai, Berg Aloys. Sportmedizin für Ärzte: Lehrbuch auf der Grundlage des Weiterbildungssystems der Deutschen Gesellschaft für Sportmedizin und Prävention (DGSP), Deutscher Ärzte Verlag, 2010

Panda, Sachin. Der Zirkadian-Code. Erholsam schlafen, Gewicht reduzieren, gesund sein. VAK Verlags GmbH 2018

Michalsen Andreas, Tipps zum Intervallfasten, NDR Ratgeber, 27.03.2019, https://www.youtube.com/watch?v=eTNtlNV5uP4

Werner Christian et al. Differential effects of endurance, interval, and resistance training on telomerase activity and telomere length in a randomized, controlled study. European Heart Journal, Volume 40, Issue 1, 01 January 2019, S 34-46 https://doi.org/10.1093/eurheartj/ehy585

Stellos Konstaninos, Spyridopoulos Ioakim. Exercise, telomerase activity, and cardiovascular disease prevention. European heart Journal Volume 40, Issue 1, 01 January 2019, Pages 47–49 https://doi.org/10.1093/eurheartj/ehy707

Werner Christian et al. Physical Exercise Prevents Cellular Senescence in Circulating Leukocytes and in the Vessel Wall. Circulation 30. Novembar 2009. https://www.ahajournals.org/doi/10.1161/CIRCULATIONAHA.109.861005

Grätzel Philipp, Ausdauersport lässt länger leben als Krafttraining, Springer Medizin Verlag, 14. Dezember 2018 https://doi.org/10.1007/s11298-018-6926-4

Paoletti, S. 2011, „Faszien: Anatomie, Strukturen, Techniken, Spezielle Osteopathie", 2. Aufl., München: Elsevier GmbH, Urban & Fischer.

Schleip Robert, Faszien-Fitness: Vital, elastisch, dynamisch in Alltag und Sport, riva 2018

Thun Eirunn et al, Sleep, Circadian Rhythms, and Athletic Performance", Sleep Medicine Reviews 23, 2015, 1-9 https://www.ncbi.nlm.nih.gov/pubmed/25645125

Steiniger J. et al. Einfluss von therapeutischem Fasten und Ausdauertraining auf den Energiestoffwechsel und die körperliche Leistungsfähigkeit Adipöser. Forschende Komplementärmedizin 16 (6), 383-390, 2009

Wilhelmi de Toledo F. Buchinger Heilfasten: Ein Erlebnis für Körper und Seele. Trias, Stuttgart 2003

Martin Hans-Helmut, Volle Energie im Fasten. UGBforum spezial, 2014, 10–13

Chaix Amandine, et al. Time-Restricted Feeding Prevents Obesity and Metabolic Syndrome in Mice Lacking a Circadian Clock, Cell Metab. 2019 Feb 5;29(2):303-319.e4. doi: 10.1016/j.cmet.2018.08.004. Epub 2018 Aug 30.

Chaix Amandine et al. (2014). Time-Restricted Feeding Is a Preentative and Therapeutic Intervention against Diverse Nutritional Challenges, Cell Metabolism 20, no 6, 991-1005.

van Marken Lichtenbelt Wouter et. al, (2009). Cold-Activated Brown Adipose Tissue in Healthy Men. New England Journal of Medizine 360, no 15, S. 1500-1508.
https://www.nejm.org/doi/full/10.1056/nejmoa0808718

Itsines Kayla, bikini BODY guide 1.0. e-Book
https://www.kaylaitsines.com/collections/guides

https://www.medizinpopulaer.at/archiv/bewegung-fitness/details/article/so-gesund-ist-skifahren.html

Die richtige Ernährung in den Essphasen

Roger J. Williams: nutrition against disease, Bantan 1973

The Weston A. Price Foundation, www.westonprice.org

Weston Price: Nutrition and Physical Degeneration, Price-Pottenger Nutrition Foundation, 2008

William Donald Kelley D.D.S, M.S http://themetabolicinstitute.com/

Watson Georg, Nutrition and Your Mind – The Psychochemical Response, HarperCollins; 1972

Wolcott, William L. und Trish Fahey: Metabolic Typing: Essen, was mein Körper braucht. VAK Verlag, Januar 2012

Metabolic Typing Kompetenzzentrum nach William L. Wolcott, www.metabolic-typing-zentrum.com (deutschsprachig), Healthexcel Metabolic Typing ®, www.metabolictyping.com (englischsprachig)

Wetter, Ursula: Gesund abnehmen nach dem Stoffwechseltyp, AT Verlag, 2012

Dr. Karin Stalzer und Christina Schnitzler; Was den Einen nährt, macht den Anderen krank, Verlag Windpferd, 2015

Stoffwechseltyp Beraternetzwerk: www.stalzer.at/cms/index.php/beraternetzwerk

Ernährung nach Yin und Yang / TCM

M. Fahrnow, J. Fahrnow: Fünf Elemente Ernährung, GU 2004

Uwe Siedentopp, Hans-Ulrich Hecker: Praxishandbuch Chinesische Diätetik, Siedentopp/Hecker GbR, 2009

B. Zalokar, B. Fendrich, K. Haas, P. Kamb, E. Rüegg: Praxisbuch Nahrungsmittel und Chinesische Medizin, Bacopa 2013

J. Kastner: Propädeutik der Chinesischen Medizin, Hippokrates 2001

Ute Engelhardt, Carl-Hermann Hempen: Chinesische Diätetik Grundlagen und Praxis, Urban & Fischer 2002

Glykämischer Index / Glykämische Last

Glycemic index of foods: a physiological basis for carbohydrate exchange. https://www.ncbi.nlm.nih.gov/pubmed/6259925

Glycemic index of potatoes commonly consumed in North America https://www.ncbi.nlm.nih.gov/pubmed/15800557

Postprandial glucose, insulin, and incretin responses to grain products in healthy subjects. https://www.ncbi.nlm.nih.gov/pubmed/11815315

Glykämischer Index und glykämische Last: Potenzial und Grenzen https://fet-ev.eu/glykaemischer-index-glykaemische-last/

F.Mangiameli, N.Worm, A.Knauer: Logi-Guide, systemed 2019

Ketogene Ernährung

U.Gonder, J.Tulipan; M. Lommel, B.Karner: Der Keto Kompass, systemed 2019

Fructose

Dietary fructose reduces circulating insulin and leptin, attenuates postprandial suppression of ghrelin, and increases triglycerides in women. https://www.ncbi.nlm.nih.gov/pubmed/15181085

Hypothesis: could excessive fructose intake and uric acid cause type 2 diabetes? https://www.ncbi.nlm.nih.gov/pubmed/19151107

Soft drinks, fructose consumption, and the risk of gout in men: prospective cohort study.https://www.ncbi.nlm.nih.gov/pubmed/18244959

Hypothesis: fructose-induced hyperuricemia as a causal mechanism for the epidemic of the metabolic syndrome.https://www.ncbi.nlm.nih.gov/pubmed/16932373

Soft drinks and sugar in the diet may have negative effects on the kidneys https://www.eurekalert.org/pub_releases/2013-11/ason-sda102913.php

Fruktose – einst gutes Image gänzlich dahin? https://fet-ev.eu/fruktose/

Darm

Nighot PK, Hu CA, Ma TY; Autophagy enhances intestinal epithelial tight junction barrier function by targeting claudin-2 protein degradation. J Biol Chem. 2015

Sabah Haq, Jensine Grondin, Suhrid Banskota, and Waliul I. Khan; Autophagy: roles in intestinal mucosal homeostasis and inflammation. J Biomed Sci. 2019

Jamaal L. Benjamin, Rhea Sumpter, Jr., Beth Levine, and Lora V. Hooper; Intestinal epithelial autophagy is essential for host defense against invasive bacteria. Cell Host Microbe. 2013

Yang L, Liu C, Zhao W, He C, Ding J, Dai R, Xu K, Xiao L, Luo L, Liu S, Li W, Meng H. Impaired Autophagy in Intestinal Epithelial Cells Alters Gut Microbiota and Host Immune Responses. Appl Environ Microbiol. 2018

Allergosan Webinare www.allergosan.at Webinare

Unser Mikrobiom – ein Überblick https://fet-ev.eu/mikrobiom/

Interview mit Dr. Michaela Stögerer-Lanzenberger, geführt und auf-gezeichnet von Nathalie Karré am 12. 8. 2019

Ist Grüner Kaffee ein Abnehmwundermittel?

J.D. Lane, „Caffeine Impairs Glucose Metabolism in Type 2 Diabetes", Diabetes Care, 2004

Hiroshi Shimoda et al., „Inhibitory effect of green coffee bean extract on fat accumulation and body weight gain in mice", BMC Complementary and Alternative Medicine, 2006

Alexander Michalzik, „Grüner Kaffee Extrakt", Gesundheitsportal für Naturheilkunde

J. Vinson et al. „Randomized, double-blind, placebo-controlled, linear dose, crossover study to evaluate the efficacy and safety of a green coffee bean extract in overweight subjects", Diabetes, Metabolic Syndrome and Obesity: Targets and Therapy, 2012

Julia Merlot, „Hype um grüne Kaffeebohnen", Der Spiegel, 2013

E. Thom, „The Effect of Chlorogenic Acid Enriched Coffee on Glucose Absorption in Healthy Volunteers and Its Effect on Body Mass When Used Long-term in Overweight and Obese People", Journal of International Medical Research, 2011

I. Onakpoya et al., „The use of green coffee extract as a weight loss supplement: a systematic review and meta-analysis of randomised clinical trials.", Gastroenterology Research and Practice, 2011

Y. Narita et al., „Kinetic analysis and mechanism on the inhibition of chlorogenic acid and its components against porcine pancreas alpha-amylase isozymes I and II.", Journal of Agricultural and Food Chemistry, 2009

C. Henry-Vitrac et al., „Contribution of chlorogenic acids to the inhibition of human hepatic glucose-6-phosphatase activity in vitro by

Svetol, a standardized decaffeinated green coffee extract.", Journal of Agricultural and Food Chemistry, 2010

Delcy V. Rodriguez de Sotillo et al., „Chlorogenic acid modifies plasma and liver concentrations of: cholesterol, triacylglycerol, and minerals in (fa/fa) Zucker rats.", The Journal of Nutritional Biochemistry, 2002

K. Suresh et al., „Protective effects of chlorogenic acid, curcumin and β-carotene against γ-radiation-induced in vivo chromosomal damage.", Mutation Research Letters, 1993

Meditation und Achtsamkeit im Alltag

Britta Hölzel, „Achtsamkeitsmeditation: Aktivierungsmuster und morphologische Veränderungen im Gehirn von Meditierenden", Justus-Liebig Universität Giessen, 2007

Luders, Toga, Lenore, „The underlying anatomical correlates of long-term meditation: Larger hippocampal and frontal volumes of gray matter", Neuroimage, 2009

Orme-Johnson, Barnes, „Effects of the transcendental meditation technique on trait anxiety: a meta-analysis of randomized controlled trials.", Journal of Alternative and Complementary Medicine, 2014

Orme-Johnson, Schneider, Son, Nidich, „Neuroimaging of meditation's effect on brain reactivity to pain", Neuroreport, 2008

Singleton, Hölzel, Vangel, „Change in Brainstem Gray Matter Concentration Following a Mindfulness-Based Intervention is Correlated with Improvement in Psychological Well-Being.", Frontiers in Human Neuroscience, 2014

Innes, Selfe, Khalsa, „Meditation and Music Improve Memory and Cognitive Function in Adults with Subjective Cognitive Decline: A Pilot Randomized Controlled Trial." Journal of Alzheimer's Disease, 2017

Hoge, Bui, Palitz, „The effect of mindfulness meditation training on biological acute stress responses in generalized anxiety disorder". Psychiatry Research, 2018

Schneider, Grim, Rainforth, Kotchen, „Stress reduction in the secondary prevention of cardiovascular disease: randomized, controlled trial of transcendental meditation and health education in Blacks.", Circulation: Cardiovascular Quality Outcomes, 2012

Schneider, Alexander, Staggers, „A Randomized Controlled Trial of Stress Reduction in African Americans Treated for Hypertension for Over One Year". American Journal of Hypertension, 2005

Fang, Reibel, Longacre, „Enhanced psychosocial well-being following participation in a mindfulness-based stress reduction program is associated with increased natural killer cell activity.", Journal of Alternative and Complementary Medicine, 2010

Tang, Posner, „Brief meditation training induces smoking reduction", Proceedings of the National Academy of Sciences, 2013

Kamboj, Irez, Freeman, „Ultra-Brief Mindfulness Training Reduces Alcohol Consumption in At-Risk Drinkers: A Randomized Double-Blind Active-Controlled Experiment". International Journal of Psychopharmacology, 2017

Van De Veer, Van Herpen, „Body and Mind: Mindfulness Helps Consumers to Compensate for Prior Food Intake by Enhancing the Responsiveness to Physiological Cues". Journal of Consumer Research, 2016

John H. Riskind, Carolyn C Gotay, „Physical Posture: Could It Have Regulatory or Feedback Effects on Motivation and Emotion?", Motivation and Emotion, 1982

T. Kraft et al. „Grin and bear it: the influence of manipulated facial expression on the stress response." Psychological Science, 2012

Ilona Bürgel, „Mit diesem Trick veräppeln Sie Ihr Gehirn bis Sie gut gelaunt sind", Focus, 2016

Cari Scribner, „Even a Fake Smile Can Boost Your Mood", CtPost, 2013

Nicholas A. Coles, Jeff T. Larsen, Heather C. Lench, „A meta-analysis of the facial feedback literature: Effects of facial feedback on emotional experience are small and variable.", Psychological Bulletin, 2019

J. Oschmann et al. „The effects of grounding (earthing) on inflammation, the immune response, wound healing, and prevention and treatment of chronic inflammatory and autoimmune diseases.", Journal of Inflammation Research, 2015

Clint Ober, „Earthing: How Walking Barefoot Could Cure Your Insomnia & More.", Goop, 2019

Dr. William Amalu, „Clinical Earthing Application in 20 Case Studies.", International Academy of Clinical Thermography, 2005

G. Chevaier et al. „Earthing: Health Implications of Reconnecting the Human Body to the Earth's Surface Electrons.", Journal of Environmental and Public Health, 2012

Clemens Arvay, „Der Biophilia Effekt", edition a, 2015

Cervinka, Höltge, Pirgie, „Zur Gesundheitswirkung von Waldlandschaften", Medizinische Universität Wien, BOKU, BFW-Berichte, 2014

Claudia Richter, „Hilfe aus dem Wald: Bäume als Medizin", Die Presse, 2016

Qing Li, „Effect of forest bathing trips on human immune function.", Environmental Health and Preventive Medicine, 2010

David Bröderbauer, „Naturerleben und Gesundheit - Eine Studie zur Auswirkung von Natur auf das menschliche Wohlbefinden unter besonderer Berücksichtigung von Waldlebensräumen", Österreichische Bundesforste, 2015

Chorong Song et al., „Effect of Forest Walking on Autonomic Nervous System Activity in Middle-Aged Hypertensive Individuals: A Pilot Study.", International Journal of Environmental Research and Public Health, 2015

Sina Arauner, „Shinrin yoku: Die heilsame Wirkung von Waldbädern", Japan Digest, 2018

„Wissenswertes rund um die Heilkraft des Waldes", NDR, 2018

Norimasa Takayama et al., „Emotional, Restorative and Vitalizing Effects of Forest and Urban Environments at Four Sites in Japan.", International Journal of Environmental Research and Public Health, 2014

Solveig Langer, „Wundermittel: DHEA – Hormon mit vielfältigen Wirkungen", Deutsche Apothekerzeitung, 2002

Kim Fleckenstein, „Schlank durch Meditation", Focus, 2016

Mandy Oaklander, „Can You Lose Weight On the Mindfulness Diet?", Time, 2016

Evelien Van De Veer et al., „Body and Mind: Mindfulness Helps Consumers to Compensate for Prior Food Intake by Enhancing the Responsiveness to Physiological Cues", Journal of Consumer Research, 2016

Jungbrunnen-Mentaltechniken

Baumeister, Roy & Tierney, J., Die Macht der Disziplin. Wie wir unseren Willen trainieren können. Random House GmbH, 2014

de Shazer Steve, Doan Yvonne, Mehr als ein Wunder. Lösungsfokussierte Kurztherapie heute, Carl Auer, 2016

de Shazer Steve, Der Dreh: Überraschende Wendungen und Lösungen in der Kurzzeittherapie, Carl Auer, 2018

de Shazer Steve, Schindler Andreas, Worte waren ursprünglich Zauber. Von der Problemsprache zur Lösungssprache, Carl Auer, 2017

Duckworth, Angela/Seligmann, Martin, Self-Discipline Outdoes IQ in Predicting Academic Performance of Adoloscents. Psychological Science 16, 2005, S. 939–944. https://www.ncbi.nlm.nih.gov/pubmed/16313657

Metcalfe, Janet/Mischel, Walter, A Hot/Cool System Analysis of Delay of Gratification: Dynamics of Willpower, Psychological Review 106 , 1 1999, S. 3–19

Mischel, W., Der Marshmallow Effekt. Wie Willensstärke unsere Persönlichkeit prägt, Random House GmbH, 2018

Mischel Walter, Der Marshmallow-Test: Willensstärke, Belohnungsaufschub und die Entwicklung der Persönlichkeit, Siedler Verlag 2015

Peterson Christopher/Seligman Martin, Values in Action (via) Classification of Strengths, Values in Action Institute 2002 http://citeseerx.ist.psu.edu/viewdoc/download?doi=10.1.1.485.384&rep=rep1&type=pdf

Rawn Catherine/Vohs Kathleen, People Use Self-Control to Risk Personal Harm: an Intra-personal Dilemma". Personality and Social Psychology Review, 15. August 2011. https://www.ncbi.nlm.nih.gov/pubmed/20807858

Seligman Martin, Flourish. Wie Menschen aufblühen. Die Positive Psychologie des gelungenen Lebens, Kösel Verlag 2012

Seligman Martin, Authentic Happiness: Using the New Positive Psychology to Realise your Potential for Lating Fulfilment, Nicola Brealey 2003

Wolfe Raymond/Johnson Scott, Personality as a Predictor of College Performance. SAGE Journals, 1. April 1995, S. 177–185. https://doi.org/10.1177/0013164495055002002

Hier finden Sie die praktischen Mitmach-Seiten

Umfangreiches Bonusmaterial

Unter **www.jungbrunneneffekt.com (Passwort: jungbrunnen2)** warten neben einem Fundus an zusätzlichen Informationen auch hilfreiche Jungbrunnen-Praxisunterlagen auf Sie.

Buchbonus 1 Gutes Kunstlicht für die innere Uhr: Welche Kunstlichtquellen Ihren zirkadianen Rhythmus bestmöglich unterstützen.

Buchbonus 2 Das Zirkadian-Protokoll als PDF zum Ausdrucken: So können Sie die Veränderungen im Zirkadian-Rhythmus über mehrere Wochen dokumentieren – und besser beurteilen.

Buchbonus 3 Hier erfahren Sie, was hinter dem BBG-Training steckt.

Buchbonus 4 Video-Tutorials zeigen den Sonnengruß und die „fünf Tibeter", eine Abfolge von Übungen, die Körper und Geist gesund erhalten.

Buchbonus 5 Die praktische Liste zum Downloaden: So viel Eiweiß steckt in pflanzlichen und tierischen Eiweißquellen.

Buchbonus 6 Holen Sie sich hilfreiche Tipps gegen Verstopfung, wenn Sie durch den neuen Essrhythmus zu Beginn des Intervallfastens unter Darmträgheit leiden.

Buchbonus 7 Jungbrunnen-Fastentee mit grünem Kaffee: Hier können Sie P. A. Straubingers wohlschmeckenden Intervallfastentee vergünstigt bestellen.

Buchbonus 8 Barfußgehen macht gesund und glücklich – das zeigen auch wissenschaftliche Studien: Erfahren Sie mehr über die positiven Effekte der „Erdung" durch das Gehen ohne Schuhe.

Buchbonus 9 Meditieren mit dem Sonnenuntergang oder einer Blume im Blick? Die sogenannten Open-Eye-Meditations sind eine alltagstaugliche Achtsamkeitstechnik – Infos gibt's online.

Buchbonus 10 Hier stehen Ihnen alle Willenskraftprotokolle als PDF-Download zur Verfügung.

Die AutorInnen

P. A. Straubinger

Der international erfolgreiche Filmemacher („Am Anfang war das Licht"),
Journalist (ORF, Ö3) und Seminarleiter beschäftigt sich seit rund zwei
Jahrzehnten mit Fasten und Meditation in Theorie und Praxis. Seine (Er-)
Kenntnisse nutzt er sowohl für die publizistische Arbeit als auch, um sie
an Workshop-Teilnehmer auf der ganzen Welt weiterzugeben.

Margit Fensl

Die erfahrene Ernährungswissenschaftlerin und -journalistin verfügt über
mehr als zwei Jahrzehnte fundierte Praxis und zeichnet seit zehn Jahren
für den Bereich Ernährung bei der größten Bio-Marke Österreichs verantwortlich. Zu dauerhaften Erfolgen bei Abnehmwunsch und Linderung
von Nahrungsmittelunverträglichkeiten verhilft die selbstständige
Ernährungsberaterin nach TCM mit perfekt abgestimmten individuellen
Methoden, Tipps und Infos zu typgerechtem Essen und Intervallfasten.

Nathalie Karré

Die gefragte Expertin für Potentialentfaltung, Change, Organisations-
und Führungskräfteentwicklung (ACCELOR) begleitet seit mehr als
zwei Jahrzehnten Menschen in Veränderungsprozessen auf der Reise
zu einem erfolgreichen, glücklichen Leben. Sie beschreitet dabei stets
unkonventionelle Wege, wie mit den Transformation Journeys zu Per-
sönlichkeiten wie André Heller und Gottfried Helnwein.

Gemeinsam und einzeln veranstalten die AutorInnen spannende
Seminare, Vorträge und Workshops zu den Themen Lebensenergie,
Meditation, erfolgreiches Intervallfasten und typgerechte Ernährung. Mit
„Der Jungbrunnen-Effekt: Wie 16 Stunden fasten Ihr Leben verändert"
haben sie den Gesundheitsbestseller des Jahres 2019 geschrieben!

Links zu den Autoren
www.jungbrunneneffekt.com
www.accelor.at
www.amanfangwardaslicht.com
www.margitfensl.at
www.nathaliekarre.at
www.pastraubinger.at
www.shiriing.com
www.transformationjourney.at

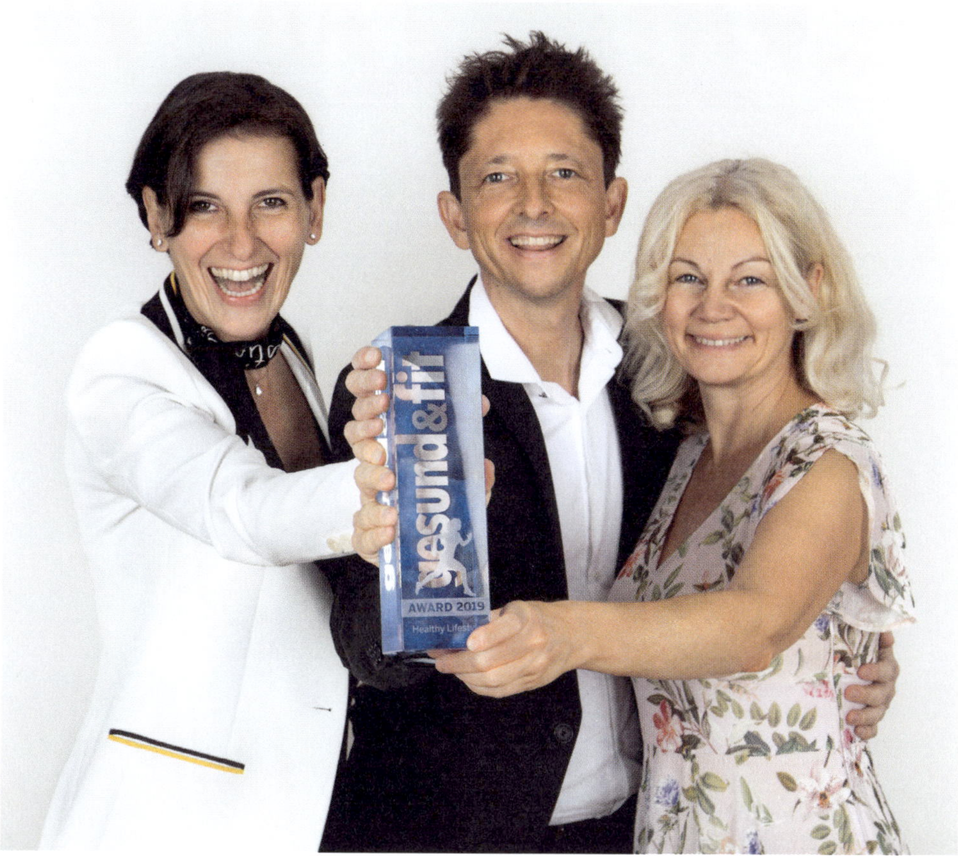

Das Jungbrunnen-Team bei der Überreichung des gesund&fit-Awards in der Kategorie Healthy Lifestyle. Ein großes „DANKE" an alle begeisterten Leser und Leserinnen, die uns so zahlreich unterstützt haben.

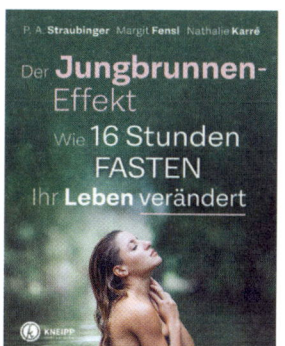

Der Jungbrunnen-Effekt:
Wie 16 Stunden FASTEN Ihr Leben verändert
ISBN 978-3-7088-0753-9
19 × 24,5 cm; 144 Seiten; € 22,-

Der Gesundheitsbestseller des Jahres 2019

· 17 Wochen auf Platz 1 der österreichischen Ratgeber-Bestsellerliste
· Das meistverkaufte Buch Österreichs im 1. Quartal 2019 über alle Warengruppen
· Preisträger des Goldenen Buchs
· Preisträger des Platin-Buchs
· Gewinner des Gesund&Fit-Awards in der Kategorie „Healthy Lifestyle"

Liebe Leserin, lieber Leser,

hat Ihnen dieses Buch gefallen? Dann freuen wir uns über Ihre Weiterempfehlung! Erzählen Sie in Ihrem Freundeskreis davon, in Ihrer Buchhandlung oder bewerten Sie das Buch online.

Wollen Sie weitere Informationen zum Thema? Möchten Sie mit den Autorinnen und dem Autor in Kontakt treten? Wir freuen uns auf Austausch und Anregung unter **leserstimme@styriabooks.at**

Inspiration, Geschenkideen und gute Geschichten finden Sie auf **www.styriabooks.at**

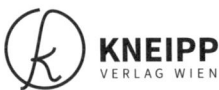

KNEIPP
VERLAG WIEN

© 2019 by Kneipp Verlag Wien
in der Verlagsgruppe Styria GmbH & Co KG
Wien – Graz
Alle Rechte vorbehalten.
ISBN 978-3-7088-0775-1

Covergestaltung: Emanuel Mauthe
Layout: Birgit Mayer, Lena Appl
Lektorat: Christine Dobretsberger, www.lineaart.at
Korrektorat: Martina Paul

Fotos/Illustrationen:
iStock by Getty Images: Cover nach Jasmina007, Illustrationen S. 7–9 kadirkaba, S. 10, S. 14 Deagreez, S. 17 millann, S. 18 Nikada, S. 19 Marija Jovovic, S. 20 momnoi, S. 21 Halfpoint, S. 22 nensuria, S. 25 TuiPhotoengineer, S. 31 FancyTapis, S. 32 DieterMeyrl, S. 34 jacoblund, S. 35 RyanJLane, S. 40 suteishi, S. 42 AlexRaths, S. 46 li. u. Lilechka75, re. Elena_Danileiko, li. o. LazingBee, S. 47 GMVozd, S. 50 nata_vkusidey, S. 52 nicolesy, S. 53 GreenArtPhotography, S. 54 Olha_Afanasieva, S. 56 mofles, S. 60 u. DKsamco, S. 62 AndreyPopov, S. 63 egal, S. 64 Olha_Afanasieva, S. 65 artisteer, S. 66 Aamulya, S. 67 yadiyim, S. 68 Lisovskaya, S. 71 SDI productions, S. 72 Karaidel, S. 75 Globalstock, S. 76 http://www.fotogestoeber.de, S. 83 kieferpix, S. 84 stockfour, S. 87 gilaxia, S. 88 jotily, S. 90 ra2studio, S. 91 dragana991, S. 93 gerenme, S. 94 Volodymyr Rozumii, S. 96 primibil, S. 97 http://www.fotogestoeber.de, S. 99 fcsafeine, S. 101 igorr1, S. 102 Rost-9D, S. 103 Kiwis, S. 104 Slphotography, S. 106 SanneBerg, S. 108 damedeeso, S. 114 mattjeacock, S. 116 stockfour, S. 118 simonapilolla, S. 119 vadimguzhva, S. 120 fongleon356, S. 123 SolStock, S. 124 nd3000, S. 126 vikky_wild, S. 128 guenterguni, Illustration Schreibhand davooda
Bettina Höppel: S. 5, S. 6, S. 28, S. 37, S. 38, S. 41, S. 45, S. 58, S. 73, S. 78, S. 80, S. 85, S. 111, S. 143, U4
Medizinische Universität Graz: S. 12
Privat: S. 69

Druck und Bindung: GRASPO
Printed in the EU
7 6 5 4 3 2 1